# O Yoga na Escola

EDITORA

Sandra Bortholoto

# O Yoga na Escola

## Educação Corpo-Mente para Pais e Educadores

1ª edição
São Paulo / 2013

EDITORA AQUARIANA

Edição publicada por acordo com Editora Ground Ltda. 2013

*Projeto gráfico, diagramação e revisão:* Antonieta Canelas
*Capa:* Niky Venâncio

CIP-BRASIL. CATALOGAÇÃO NA PUBLICAÇÃO
SINDICATO NACIONAL DOS EDITORES DE LIVROS, RJ

---

B748y
Bortholoto, Sandra
O yoga na escola : educação corpo-mente para pais e educadores / Sandra Bortholoto; ilustração Niky Venâncio. - 1. ed. - São Paulo : Aquariana, 2013.
120 p. : il. ; 21 cm

ISBN 978-85-7217-167-0
1. Yoga. 2. Corpo e mente 3. Qualidade de vida. I. Venâncio, Niky. II. Título.
13-01491 CDD: 181.45
CDU: 1(5)

---

228/05/2013 28/05/2013


**EDITORA AQUARIANA LTDA.**
Av. Santa Catarina, 619 - Sala 14 - Vila Alexandria
04635-001 São Paulo - SP
Tel.:(11)5031.1500
vendas@aquariana.com.br / www.ground.com.br

Dedico este livro aos meus pais – Edmur e Odila, minhas raízes –, ao meu marido – José Luís, instigador constante do meu processo de reequilibração/reequilíbrio –, aos meus filhos – Diego e Danilo, meus frutos –, que me permitiram, já como adulta, mergulhar diuturnamente no universo infantil e a todas as crianças, que sempre me cativaram e desafiaram e com as quais interagi durante mais de quatro décadas de trabalho na educação pública e privada e, mais recentemente, na prática do Yoga.

# Sumário

Introdução 9

*Capítulo 1* **PSICOMOTRICIDADE 21**

1.1 Fundamentos históricos da Psicomotricidade 23
1.2 Psicocinética 29
1.2.1 Coordenação motora global, fina e óculo-manual 35
1.2.2 Esquema corporal 39
Corpo vivido 44
Corpo percebido 47
Corpo representado 48
1.2.3 Lateralidade 51
1.2.4 Estruturação espacial 55
1.2.5 Estruturação temporal 59

*Capítulo 2* **O YOGA E SUAS CONVERGÊNCIAS COM A PSICOMOTRICIDADE 63**

2.1 Hatha Yoga 67
2.1.1 Yamas e Niyamas 73
2.1.2 Asanas 77
2.1.3 Pranayamas 91
2.1.4 Relaxamento ou Yoganidra 97
2.1.5 Mudras 101
2.1.6 Kriyas 105
2.1.7 Mantras 109

Considerações finais 113
Referências bibliográficas 117

# Introdução

Os seres humanos são cada vez mais influenciados pelas facilidades das invenções tecnológicas o que os leva a se movimentarem cada vez menos. Como exemplos podemos citar as escadas rolantes, os elevadores, os vidros elétricos, as batedeiras e espremedores de frutas, os controles remotos e muitas outras.

As crianças, principalmente das cidades grandes e de bairros urbanos mais centrais, também estão incluídas nesse quadro de quase inércia corporal, pois, ao avanço tecnológico, agregam-se a redução do espaço de moradia – os apartamentos – e a violência nas ruas que impossibilitam suas brincadeiras sempre tão repletas de movimento corporal.

Brincar, movimentar-se, expressar-se, principalmente através da linguagem corporal, segundo as teorias psicomotoras, são atividades infantis essenciais à vida e, consequentemente, às aprendizagens escolares que permitem ao ser humano viver na plenitude de suas potencialidades.

As crianças já não brincam mais, ou melhor, brincam quase sempre de "ser adulto": incorporaram o salto alto, a maquiagem, as tatuagens, os aparelhos celulares, e passam horas assistindo a programas televisivos inadequados para a sua faixa etária, ou diante de computadores no jogo e nas conversas "on line". Tais atividades, há algumas décadas, substituíram o correr, esconder-se, pular corda e amarelinha, saltar com um ou com os dois pés, jogar bolinha de gude, subir em árvore, andar em cima de muro, rodar pneu, "fazer de conta", enfim, brincadeiras de rua e de quintal que faziam parte do cotidiano infantil.

As brincadeiras tradicionais da infância, importantes ao desenvolvimento das crianças, "perpetuam a cultura infantil, desenvolvem formas de convivência social e permitem o prazer de brincar" (Kishimoto, 2003, pp.38-39), e são, portanto, também da responsabilidade da escola.

Nos vários textos do documento "Ensino Fundamental de Nove Anos: Orientações para a Inclusão da Criança de Seis Anos de Idade" (Ministério da Educação, Secretaria de Educação Básica, 2007, 2ª ed., em portal.mec.gov.br/arquivos/pdf/relatório_internet_pdf, acesso em 20/08/2008), são evidentes as reafirmações da necessidade de a escola ter para suas crianças, em cada ciclo, objetivos próprios. A Educação Infantil, segundo a introdução desse documento, não tem como propósito preparar as crianças para o Ensino Fundamental, mas sim objetivos

> ...os quais devem ser alcançados a partir do respeito, do cuidado e da educação de crianças que se encontram em um tempo singular da primeira infância.
>
> [...]
>
> No que concerne ao Ensino Fundamental, as crianças de seis anos, assim como as de sete a dez anos de idade, precisam de uma proposta curricular que atenda a suas características, potencialidades e necessidades específicas.
>
> [...]
>
> A ampliação do Ensino Fundamental para Nove Anos significa, também, uma possibilidade de qualificação do ensino e da aprendizagem da alfabetização e do letra-

mento, pois a criança terá mais tempo para se apropriar desses conteúdos.

Como se pode notar, o propósito oficial do Ensino Fundamental, agora de nove anos, é dar a sua clientela um programa de aprendizagens que respeite sua etapa de desenvolvimento e que lhe dê mais tempo para a apropriação dos conteúdos referentes à alfabetização e ao letramento.

E em relação ao lúdico, ao brincar, essas orientações, que enfocam principalmente anos/séries finais da Educação Infantil e iniciais do Ensino Fundamental, que se incluem na educação básica, essencial à formação de todo cidadão, continuam na Introdução, p.10, do documento do MEC:

> ... reafirmamos a importância de um trabalho pedagógico que assegure o estudo das **diversas expressões** (grifo nosso) e de todas as áreas do conhecimento, igualmente necessárias à formação do estudante do Ensino Fundamental.
>
> [...]
>
> Se assim entendermos, estaremos convencidos de que este é o momento de **recolocarmos** (grifo nosso) no currículo dessa etapa da educação básica o brincar como um modo de ser e estar no mundo; o brincar como uma das prioridades de estudo nos espaços de debates pedagógicos, nos programas de formação continuada, nos tempos de planejamento; o brincar como uma expressão legítima e única da infância; o lúdico como um dos princípios para a prática pedagógica; a brincadeira nos tempos e espaços da escola e das salas de aula; a brincadeira como possibilidade para conhecer mais as crianças e as infâncias que constituem os anos/séries iniciais do Ensino Fundamental de nove anos.

Reafirmando a ideia da brincadeira e do lúdico nessa etapa da educação, tônica do documento, é a vez de Sônia Kramer no texto "Infância e sua Singularidade", p.15, afirmar:

> Crianças são sujeitos sociais e históricos, marcadas, portanto, pelas contradições das sociedades em que estão inseridas. A criança não se resume a ser alguém que não é, mas que se tornará (adulto, no dia em que deixar de ser criança). Reconhecemos o que é específico da infância: seu poder de imaginação, a fantasia, a criação, a brincadeira entendida como experiência de cultura. Crianças são cidadãs, pessoas detentoras de direitos, que produzem cultura e são nela produzidas. Esse modo de ver as crianças favorece entendê-las e também ver o mundo a partir do seu ponto de vista. A infância, mais do que um estágio, é categoria da história: existe uma história humana porque o homem tem infância. As crianças brincam, isso é o que as caracteriza.

Dando continuidade ao documento do MEC, Ângela Meyer Borba, no texto "O brincar como um modo de ser e estar no mundo", p.34, continua a caracterização da criança em relação ao brincar e lembra a visão ocidental a respeito desse ato:

> A brincadeira é uma palavra estreitamente associada à infância e às crianças. Porém, ao menos nas sociedades ocidentais, ainda é considerada irrelevante ou de pouco valor do ponto de vista da educação formal, assumindo frequentemente a significação de oposição ao trabalho, tanto no contexto da escola quanto no cotidiano familiar. As crianças brincam, **isso é o que as caracteriza** (grifo nosso).

Os estudos de psicologia baseados em uma visão histórica e social dos processos de desenvolvimento infantil, que têm em Vygotsky[1] um de seus principais representantes, demonstram que o brincar é um importante processo psicológico, fonte de desenvolvimento e aprendizagem de atividade criadora em que imaginação, fantasia e realidade interagem para a produção de novas possibilidades de interpretação, expressão, ação e construção de relações sociais pelas crianças. Tal concepção acrescenta, portanto, à inserção da criança na sociedade, outras possibilidades não percebidas pela visão da brincadeira apenas como atividade de assimilação de códigos e papéis sociais e culturais na socialização da criança.

Como se pode notar, a preocupação do Ministério da Educação e da Lei nº 8.069, de 13 de julho de 1990 (Estatuto do Menor e do Adolescente) é de esclarecer fundamentalmente a singularidade da infância a educadores formais e informais, professores e pais, que, por motivos diferentes, apressam a inserção da criança na escrita, na leitura e no cálculo.

Muitas escolas, mesmo conhecendo tais fundamentos, cedem à pressão dos pais, como afirma Rosely Saião, no artigo "Aprender Brincando" (www.tobiasribeiro.com.br, acesso em 17/07/2008), com o seguinte subtítulo:

> *Muitas escolas têm instituído um ensino infantil mais voltado aos anseios dos pais do que aos das crianças.*

---

1. Vygostsky, L. S. – "A formação social da mente", 1987 in BORBA, Ângela Mayer. *O brincar como um modo de ser e estar no mundo*. MEC, 2007.

> Um pai dedicado escreveu contando que, na reunião de final de semestre letivo na escola que o filho de cinco anos frequenta, descobriu que ele passa o período todo brincando. Pelo jeito, o pai não sabia do projeto da escola ou pensou que este deveria mudar com o crescimento da criança.
>
> [...]
>
> Já tratei desse assunto várias vezes aqui, mas sempre é preciso retornar para considerar outras perspectivas. Hoje vamos falar dessa pressão que muitos pais, pensando no futuro, exercem sobre o filho e sobre as escolas de educação infantil. A criança aprende brincando. Aliás, ela aprende a brincar brincando também. Drummond escreveu que "amar se aprende amando" e o mesmo se aplica às crianças em relação ao ato de brincar.
>
> Não se pode pensar no Ensino Infantil nos mesmos moldes que pensamos o Ensino Fundamental. Aliás, é bom saber que a criança que vive sua primeira infância **bem de acordo com a sua idade** tem mais facilidade em se adaptar às novas exigências que encontrará no Ensino Fundamental. (grifo nosso)
>
> [...]
>
> O problema atual é que, como muitos pais pensam como nosso leitor, muitas escolas têm instituído um Ensino Infantil mais voltado aos anseios dos pais do que aos das crianças. E quem perde com isso, caros pais, são seus filhos.

Resultante desse "pulo de etapas", muitas vezes aparecem as situações de alunos, ou melhor, de crianças – pois reafirmamos que "escola é vida" – que têm dificuldades, ou até mesmo que não conseguem acompanhar as tarefas escolares.

É ainda comum a oportunidade de observar alunos, já nos últimos anos do primeiro ciclo do Ensino Fundamental, que não conseguem classificar as palavras quanto à posição da sílaba tônica ou o valor posicional dos números, ou ainda como aponta Oliveira (1997, p.11):

> que são "desastrados", isto é, derrubam coisas quando passam, possuem movimentos muito lentos e pesados e têm dificuldades em participar dos jogos com outras crianças. Nas salas de aula não conseguem pegar corretamente o lápis, apresentando uma letra ilegível; às vezes escrevem com tanta força que chegam a rasgar o papel, ou então escrevem tão clarinho que não se enxerga; muitos possuem uma postura relaxada, têm dificuldades em se concentrar e entender ordens, sentem-se perdidos, por exemplo, quando se exige o conhecimento direita-esquerda; não conseguem manusear uma tesoura; pulam letras quando leem ou escrevem, não conseguem controlar o tempo de suas tarefas.

Para tais situações, por termos como princípio a integração corpo-mente, confiamos na educação psicomotora que opera como reeducativa e

> Em todos os casos onde os transtornos da relação entre o Eu e o mundo são evidentes, a reeducação psicomotora tem permitido obter resultados espetaculares. **Isto também é válido para as crianças normais durante todo o período de maturação de seu esquema corporal.** (Le Boulch, 1982, p.24) (Grifo nosso)

Porém, ainda segundo o próprio Le Boulch (1982, p.24), a Psicomotricidade não deve ser levada em conta apenas nos casos de reeducação, mas

> A educação psicomotora deve ser considerada como uma educação de base na escola primária. Ela condiciona todas

> as aprendizagens pré-escolares e escolares; leva a criança a tomar consciência de seu corpo, da lateralidade, a situar-se no espaço, a dominar o tempo; a adquirir habilmente a coordenação de seus gestos e movimentos. A educação psicomotora deve ser praticada desde a mais tenra idade; conduzida com perseverança, permite prevenir inadaptações, difíceis de corrigir quando já estruturadas...

A Psicomotricidade será, então, abordada no primeiro capítulo e terá como ênfase os estudos de Jean Le Boulch, autor ligado à escola francesa e que teorizou a Psicocinética, ramo da Psicomotricidade voltado para a educação formal. Nosso objetivo, neste capítulo, é levantar os elementos básicos da Psicomotricidade e a essencialidade da relação deles às aprendizagens nos anos escolares iniciais.

A Psicomotricidade surgiu a partir das observações do médico Ernest Dupré, em 1960 e vem recebendo influências de outras ciências, como a Psiquiatria, a Psicanálise, a Psiconeurofisiologia, a Pedagogia e a Psicopedagogia. Na França, o primeiro curso universitário de Psicomotricidade surgiu em 1963.

É uma ciência que tem por objeto o estudo do Homem, através do corpo em movimento, nas relações com seu mundo interno e externo.

Tornou-se também uma prática pedagógica que visa contribuir para o desenvolvimento integral da criança no processo de ensino-aprendizagem, favorecendo os aspectos físico, mental, afetivo-emocional e sociocultural de acordo com a realidade dos educandos e é nessa abordagem que será analisada. No Brasil, os estudiosos desta matéria uniram-se em torno da Sociedade Brasileira de Psicomotricidade por eles fundada em 1980.

Como o trabalho clínico do psicomotricista é individual, seu custo, como o de qualquer especialista da educação, como o do psicólogo escolar, do pedagogo, do psicopedagogo, na visão preventiva, reeducativa ou terapêutica, dificilmente pode ser enfrentado, quer pelas próprias escolas quer pelos pais – os das escolas particulares porque já investem nas mensalidades, esperando naturalmente que assim, a tarefa das aprendizagens já se resolva na própria escola; os das escolas públicas, porque, na grande maioria, optaram por esse ensino por falta de recursos próprios.

Analisando o caráter psicomotricista do Hatha Yoga – prática psicofísica com a qual trabalhamos com crianças – indicamos sua prática como um caminho para o desenvolvimento (educação e reeducação psicomotora) de crianças de 4 a 11 anos, cursistas da Educação Infantil ao primeiro ciclo do Ensino Fundamental de Nove Anos.

As aulas de Yoga, por desenvolverem-se em grupo, permitem até dez crianças por turma, quantidade essa que, se por um lado diminui custos, por outro oferece ao educador grandes possibilidades de observação e acompanhamento individual; não enfocam a competitividade já que um dos postulados yôguicos é o autoconhecimento, cada ser é único, incomparável; não buscam uma meta grupal específica imediata, apenas individual, nelas, cada aluno busca o seu próprio crescimento dentro de seus limites e capacidades o que propicia a autoestima e a cooperação. No caso específico da reeducação, o trabalho pode, então, transcorrer sem que a criança se sinta excluída, necessitada de cuidados extras, como acontece com as terapias individuais.

Como educação, sugerimos que o Yoga possa constar do currículo da Educação Infantil, no eixo Conhecimento de Mundo, na construção do Movimento como objeto de conhecimento ("Referencial curricular para a Educação Infantil". Ministério da Educação e dos Desportos, Secretaria da Educação Fundamental. Brasília: MEC/SEF, 1998, p.7).

Explicando os Conhecimentos de Mundo, em "As Crianças de Seis Anos e as Áreas do Conhecimento", Patrícia Corsino, p.61, de "Ensino Fundamental de Nove Anos: Orientações para a Inclusão da Criança de Seis Anos de Idade", afirma:

> O trabalho pedagógico com ênfase na área das Linguagens também inclui possibilitar a socialização e a memória das práticas esportivas e de outras práticas corporais. Entendemos que, em todas as áreas, é essencial o respeito às culturas, à ludicidade, à espontaneidade, à autonomia e à organização das crianças, tendo como objetivo o pleno desenvolvimento humano.

Como reeducação, o Yoga, segundo nossa sugestão, incluir-se-ia em aulas extracurriculares para alunos, entre 6 e 10 anos de idade aproximadamente, cursistas dos anos iniciais do Ensino Fundamental.

O Hatha Yoga é conhecido no Ocidente principalmente por uma de suas partes, os asanas, que, segundo os pressupostos dessa cultura indiana milenar, são exercícios psicofísicos que mexem com músculos, vísceras, articulações, órgãos e glândulas, tornando o corpo forte, flexível e livre de impurezas. A prática dos asanas melhora significativamente a circulação sanguínea, a respiração, a digestão, a consciência corporal, a coordenação motora e a eliminação das toxinas. Ajuda também a melhorar a memória, a concentração, a determinação e a tranquilidade interior. Não exige competitividade, ao contrário, cada praticante deve enxergar suas limitações, respeitando-as, e em suas potencialidades, explorando-as (autoconhecimento, um dos postulados do Hatha Yoga).

No caso específico da reeducação, como já salientamos, o trabalho pode, então, transcorrer sem que a criança se sinta excluída, necessitada de cuidados extras, como acontece com as terapias individuais.

O Hatha Yoga, sua filosofia e prática, suas adaptações lúdicas e de brincadeiras para as crianças assim como as suas convergências com a Psicocinética são o assunto do segundo capítulo, pois temos, como intenção, examinar as partes do Hatha Yoga clássico, demonstrando como cada uma delas é adaptada ludicamente para as crianças e comparando-as analítica e criticamente aos elementos básicos da Psicomotricidade.

Encerrando, tecemos as considerações finais dessa nossa sugestão, originada na hipótese empiricamente construída durante a nossa prática na educação formal por aproximadamente quatro décadas, como professora e coordenadora pedagógica desde a Educação Infantil ao Ensino Superior, e na prática e instrução a alunos do Hatha Yoga: o Hatha Yoga como um caminho para a (re)educação de crianças pré-escolares e escolares.

Capítulo 1

# Psicomotricidade

A Psicomotricidade, "ciência que estuda o homem por meio de seu corpo em movimento e em relação ao seu mundo interno e externo, bem como suas possibilidades de perceber, atuar, agir com o outro, com os objetos e consigo mesmo" e "está relacionada ao processo de maturação no qual o corpo é a origem das aquisições cognitivas, afetivas e orgânicas" (*S.B.P.*, 1999[2]), surgiu como uma visão oposta à do corpo do modelo cartesiano-newtoniano, corpo-máquina cujo elemento principal é a razão que de tudo duvida, que tudo fragmenta, hierarquiza e nada omite (primado da razão).

Os estudos, pesquisas e áreas de atuação psicomotricistas são:

*Educação Psicomotora*, que tem por objetivo educar o indivíduo na correta utilização do próprio corpo, aprendendo a conhecê-lo, explorá-lo e organizá-lo enquanto instrumento de aquisição de aprendizagem;

2. In ALMEIDA, Geraldo Peçanha de. *Teoria e prática da Psicomotricidade: jogos, atividades lúdicas, expressão corporal e brincadeiras infantis.* Wak Ed., 2008, 4ªed., p.17, Rio de Janeiro.

*Reeducação Psicomotora*, que objetiva reintegrar o indivíduo na relação com seu próprio corpo; e

*Terapia Psicomotora*, que trabalha com a corporalidade junto aos aspectos psicológicos.

As áreas de atuação são:

- *Educação (psicomotora)*: professores de Educação Infantil e/ou professores de Educação Física;
- *Clínica (reeducação psicomotora e terapia corporal)*: fonoaudiólogos, fisioterapeutas, terapeutas ocupacionais, psicólogos e profissionais com formação ou especialização em Psicomotricidade com base/conteúdo psicanalítico ou psicológico.

Temos, portanto:

Profissionais de diversas áreas que complementam seu trabalho terapêutico com técnicas psicomotoras; e

Psicomotricistas atuando na sua especialidade – a intervenção psicomotora.

## 1.1 Fundamentos históricos da Psicomotricidade

A Psicomotricidade, "campo transdisciplinar que estuda e investiga as relações e as influências recíprocas e sistêmicas entre o psiquismo e a motricidade" segundo Fonseca (2008, p.9)[3], surgiu como uma visão oposta à do corpo proposta pelo modelo cartesiano-newtoniano – corpo-máquina cujo elemento principal é a razão que de tudo duvida, que tudo fragmenta, hierarquiza e nada omite (primado da razão).

Embora se possa discutir, por meio da leitura atenta dos principais textos de Descarte – *Discurso do Método* (1637, obra cujo objetivo está no próprio nome completo, *Discurso do Método para bem conduzir a Razão e procurar a Verdade nas Ciências*) e *Meditações Metafísicas* (1641) – que pode ter havido uma interpretação distorcida das ideias originais do filósofo e matemático francês, a verdade é que, mal interpretadas ou não, suas ideias, aliadas às de Isaac Newton, que, para Cardoso (1995, p.30)[4] "realizou a mais completa sistematização matemática da **concepção mecanicista da natureza** (grifo nosso), fundamento não apenas da física, mas de toda a ciência moderna", formaram o paradigma newtoniano-cartesiano, que conceituamos através de Cardoso (1995, p.31)[5]:

3. FONSECA, Vitor da. *Desenvolvimento Psicomotor e Aprendizagem*. Artmed, 2008, Porto Alegre.
4. CARDOSO, Clodoaldo Meneguello. *A Canção da Inteireza: uma visão holística da educação*. Summus, 1995, São Paulo.
5. Id op.cit.

> Em resumo, o paradigma cartesiano-newtoniano orienta o saber e a ação primordialmente pela razão e pela experimentação, revelando assim o culto do intelecto e o exílio do coração. O universo, na óptica mecanicista, está organizado a partir da linearidade determinista de causa e efeito. Sua epistemologia reducionista fragmentou tanto a nossa realidade externa (interpessoal) quanto a realidade interna (psíquica). No plano existencial, a ética individualista e os valores materiais cimentam a civilização do ter.

Questionando esse modelo, apareceram educadores, cientistas e pesquisadores, como a médica psiquiatra italiana Maria Montessori, que, em um de seus discursos em Amersfoort, dezembro de 1937, denuncia:

> Os homens, hoje, são obrigados a escolher um ofício artesanal ou uma profissão intelectual. Poderíamos dizer que aqueles que só trabalham com suas mentes são homens mutilados e os que trabalham unicamente com as mãos são homens decapitados. Tentamos, certamente, criar uma harmonia entre os que trabalham com a mente e os que trabalham com as mãos, recorrendo a seus sentimentos, mas o que precisamos é de homens completos.[6]

A oposição à abordagem mecanicista e fragmentadora do corpo foi consequência das grandes descobertas da neurofisiologia normal e patológica já desde o início do século XIX: a diferenciação dos nervos sensoriais e dos nervos motores por C. Bell (1774-1842) e F. Magendie

6. In MONTESSORI, Maria. *A Educação e a Paz*. p.137. Campinas, SP: Papirus, 2004.

(1783-1855); o estabelecimento do princípio da energia específica dos nervos (um nervo gera apenas uma espécie de sensação) por J.P. Muller (1801-1858); a demonstração, por E. Du Bois Reymond (1818-1896), de que o influxo nervoso é apenas uma onda elétrica; a medição, por H. Von Helmholtz (1821-1894), da velocidade de sua propagação no animal e no homem; por meio do método da ablação; o início, por Flourens (1794-1871), do isolamento das diferentes funções dos centros nervosos; e o estudo das propriedades da sensação e a enunciação das leis da sensibilidade diferencial por E.H. Weber (1795-1878).

É, porém, no final do século XIX, que se chega à representação fundamentalmente diferenciada do corpo por meio de três vias: a de abordagem da patologia cortical com a descoberta dos distúrbios das funções simbólicas, bastante importante para a elaboração da noção de Psicomotricidade; a de abordagem neurofisiológica com ação integradora do sistema nervoso (seu papel na regulação das condutas de um organismo em interação com o meio) em 1906 e a de abordagem da neuropsiquiatria infantil com a descrição, por E. Dupré, em 1907, da síndrome da debilidade motora e a relação dela com a debilidade mental – paralelismo (as relações da motricidade com a inteligência são relações de concordância, mas não de fatalidade) – em 1909, juntamente com Merklen, no Congresso de Nantes.

Entre 1925 e 1932, Henry Wallon evidenciou a concomitância de sintomas nas esferas motora, intelectual e afetiva (as (co)ocorrências entre motricidade e caráter). Para Wallon, o caráter compreende as manifestações observáveis da atividade, afetividade, relações sociais, vontade e hábitos da criança.

O afloramento e amadurecimento do conceito de Psicomotricidade assim como sua operacionalização no final do século XIX e início do século XX foram substancialmente alimentados pela situação de evidência dessas concordâncias psicomotoras: as relações da motricidade com a inteligência e as relações entre a motricidade e o caráter.

Já em 1935, E. Gilmain preconizava a utilização do movimento humano com fins reeducativos e terapêuticos e logo depois foi seguido por J. de Ajuriaguerra e G.B. Soubiran, entre 1947 e 1960. Mais recentemente, a utilização do movimento humano foi fundamentada e diversificada pelos trabalhos dos psiquiatras B. Jolivet, J. Bergés, R. Mises e dos técnicos P. Vayer, A. Lapierre, B. Aucouturier ou H. Bucher e assim, progressivamente, a nova ciência foi conquistando numerosos adeptos, fato constatado pela literatura sobre o assunto produzida na época através de livros e periódicos assim como através do reconhecimento pelo governo francês de duas novas atividades profissionais: a reeducação e as terapias psicomotoras.

O norte dos psicomotricistas franceses era e é, em oposição ao corpo-máquina, o corpo sutil – superestrutura composta do corpo somático (o corpo mecânico), e do corpo energético, corpo inteligente pelo poder receptor, integrador e ordenador do sistema nervoso.

Por volta de 1970, começou o movimento de oposição à Psicomotricidade e essa dissidência alimentou embates, às vezes, tão pertinentes que serviram, certamente, para profundas reflexões de aprimoramento, mas também, às vezes, frívolos porque gerados no campo pessoal, mas sempre de grande dimensão no campo da educação.

Em relação à prática, foram dois os precursores, Philippe Tissié e Edouard Gilmain. Tissié, depois de missão oficial na Suécia, elaborou o projeto pedagógico da Educação Física, nova denominação, calcado na ginástica educativa e com características puramente paralelísticas.

Gilmain, aplicando os conceitos das concordâncias psicomotoras de Wallon e Dupré, deu contribuição decisiva na orientação da metodologia: o método de exame que descobrisse o próprio fundo do qual os atos são a consequência, a identificação das estruturas psicomotoras, solidariedades interfuncionais, concomitâncias de sintomas (síndrome) ou de disposições (tipo) que incidem sobre as esferas motora e afetiva (o protótipo do exame psicomotor).

Gilmain contribuiu também para um novo método de reeducação, um método com apoio nos conhecimentos de alguns antecessores ilustres, mas com a originalidade de definir indicações, regras de aplicação e meios de ação ajustados aos objetivos propostos. É a corrente integrativa médico-pedagógica: exercícios de educação sensorial, exercícios de desenvolvimento da atenção e trabalhos manuais.

Em relação à definição de distúrbio psicomotor e à reeducação psicomotora, Gilmain também inovou. Ao contrário de Heuyer, que evitava o uso de "psicomotor", usando o vocábulo "motor" para testes, perfil, aptidão, distúrbio ou educação, o professor de escola primária Gilmain trabalhou no isolamento dos distúrbios das funções psicomotoras que acompanham os distúrbios de caráter.

Quanto à reeducação, suas novidades foram: as precauções a serem tomadas para que os exercícios motores atingissem seu valor educativo e a particularidade das modalidades de intervenção cujos objetivos principais eram: reeducar a atividade tônica (exercícios de atitude, de equilíbrio e de mímica), melhorar a atividade de relação (exercícios de dissociação e de coordenação motora com apoio lúdico). Era a "implantação" da Reeducação Psicomotora, que, mais tarde, já na segunda metade do século XX, teria também os enfoques de educação e terapia psicomotoras.

Embora essa nova ciência, nascida na França e que se expandiu principalmente para os países mediterrâneos e latino-americanos, com contribuições relevantes de autores russos, tenha demonstrado que "a criança" e, consequentemente o homem, "é o seu corpo", como bem afirma o neuropsiquiatra de origem basca Julian de Ajuriaguerra, portanto com marcas indeléveis produzidas por sensações, percepções, imagens, emoções, afetos, fantasmas, medos, projeções etc., ainda existem, infelizmente, demonstrações da dicotomia corpo-mente: o corpo como ferramenta de produção ou máquina industrial, o corpo forjado nas academias e, falando de educação formal, a priorização das disciplinas consideradas intelectuais para promoção do aluno para a etapa seguinte; o número de aulas dispensadas à Educação Física e a colocação de práticas de movimentos corporais, como a dança, a capoeira, o judô e outras, apenas como extracurricular.

## 1.2 Psicocinética

Psicocinética é o termo usado por J. Le Boulch a partir de 1966 para designar a educação psicomotora quando aplicada na idade pré-escolar e nos primeiros anos da escola fundamental (crianças até doze anos) e "tem sequência no plano das aquisições instrumentais e das atividades de expressão, visando desenvolver e manter a disponibilidade corporal e mental" (Le Boulch, 1987b, p.47).

A Psicocinética, contrariando o modelo clássico de estudo fragmentário do movimento sob o ponto de vista anatômico, fisiológico, psicológico e sociológico, parte "dos gestos do corpo, manifestação da presença no mundo, para logo encontrar sob esta simplicidade aparente, entregue pela experiência imediata, toda a real complexidade dos fenômenos" (Le Boulch, 1987a, p.14). O movimento[7] é considerado "não como uma forma em si, cuja natureza é elucidada por uma descrição mecânica, mas como uma manifestação significante da conduta de um homem e: A unidade do ser só pode realizar-se no ato que ele inventa" (Le Boulch, 1987a, p.14).

Para a Psicocinética, a significação do movimento pode ser apreciada em função de dois critérios:

- dos objetivos externos: a atividade de orientação e de investigação, ou ação transitiva voltada para o objeto;

7. O movimento é compreendido não como um trajeto, mas como a passagem de uma posição inicial (ponto de partida da ação) para uma posição final, que é a meta visada. (Le Boulch, 1987, p.24)

- de seu caráter expressivo traduzindo as sensações e emoções experimentadas pela pessoa. (Le Boulch, 1987a, p.41)

Le Boulch lembra ainda que:

> Os movimentos expressivos do corpo, suas reações tônicas, assumem uma dimensão social na medida em que se revestem de um sentido pragmático ou simbólico para outrem. (Le Boulch, 1987a, p.51)

E ressalta que:

> A significação assumida pelo movimento humano depende, pois, amplamente do meio sociocultural e, mais particularmente, das estruturas sociais em que ele exerce. (Le Boulch, 1987a, p.51)

A expressividade da motricidade permite a particularização de algumas reações que se expressam exteriormente através de reações tônicas e motoras, espontâneas ou controladas, conscientes ou inconscientes[8].

Levando em consideração as duas funções, a Psicocinética apresenta dois objetivos educativos:

- *Funcional*: "... assegurar o desenvolvimento funcional tendo em conta as possibilidades da criança." (Le Boulch, 1982, p.13)

Dentro dessa intenção, visa-se atingir dois grandes grupos de funções: a função de ajustamento e a função gnosiológica.

8. Há várias obras sobre esse assunto, entre elas *O Corpo Fala*, de Pierre Weil, Ed. Vozes.

- *Relacional*: "... ajudar sua afetividade a expandir-se e a equilibrar-se através do intercâmbio com o ambiente humano." (Le Boulch, 1982, p.13)

Na interpretação desses objetivos por Oliveira (1997, p.37), "funcional" é a forma como um indivíduo reage e modifica a si mesmo diante dos estímulos do meio. Nesse caso, caberia ao educador psicomotor introduzir contextos em que o aluno se vê obrigado a agir adequadamente no ambiente, com o objetivo de melhor desenvolvimento funcional e também para auxiliá-lo a conscientizar-se de seus bloqueios, descobrindo a sua origem. E "relacional ou afetivo", a relação da criança com o adulto, com o ambiente físico e com as outras crianças.

A visão proposta por Le Boulch deixa claro que "o desenvolvimento funcional e o aspecto relacional estão intimamente ligados, na medida em que o caráter espontâneo da expressão é fortemente influenciado pela forma como é vivida a presença da outra pessoa no plano afetivo." (Le Boulch, 1982, p.30)

O objetivo da ação educativa psicocinética é auxiliar um crescimento que permita o posicionamento e a ação do homem no mundo em transformação por meio de um verdadeiro conhecimento e aceitação de si mesmo, de um melhor ajustamento de conduta, de uma verdadeira autonomia e do acesso à responsabilidade no âmbito da vida social. É, portanto, a educação psicomotora, segundo Le Boulch (1987a, p.232) que fornece a ajuda que permite à criança dispor de uma imagem do corpo operatória a partir da qual ela poderá exercer sua disponibilidade.

A ênfase desse psicomotricista francês dada à unicidade corpo/mente, corpo-próprio em oposição ao corpo-instrumento, e à não mecanização dos movimentos é recorrente em toda sua teoria. Já quando fala do caminho de observação da Psicocinética, ele afirma que essa ciência parte do movimento objetivo visível, remontando ao movimento vivido por um **corpo próprio portador de desejos, intencionalidades e valores**, pois o movimento "é sempre em primeiro lugar uma afecção de um organismo[9], carregado de toda a dimensão deste organismo, uma projeção no mundo da estrutura global do ser." (Le Boulch, 1987a, p.25) (Grifo nosso). E continua:

> Deve elevar-se acima do simples estudo do gesto eficaz, o que nos leva diretamente a uma **análise do tipo mecânico**, que **rejeitamos explicitamente**. (Le Boulch, 1987a, p.25) (Grifos nossos)
>
> Toda mecanização do corpo representa, em nosso ponto de vista, uma verdadeira agressão em relação à pessoa e não pode ser justificada, mesmo por cuidado de uma certa eficiência prática, que aliás se mostra ilusória ao tomar suficiente distância no tempo. (Le Boulch, 1987a, p.164)

Esse posicionamento teórico não deve surpreender já que a Psicocinética nasceu, como afirma seu autor "das insuficiências da educação física que não teve condições de corresponder às necessidades de uma educação real do

9. Como organismo entenda-se "estrutura indecomponível de comportamento cujas reações são unificadas e ordenadas." (Le Boulch, 1987a, p.18)

corpo" (Le Boulch, 1982, p.23). Educação física que, numa visão dualista, resultava na concepção "corpo-instrumento[10]" mas visava a mente. A função do corpo era permitir o desabrochar da mente.

Além dessas preocupações, existem ainda, para a Psicomotricidade, outros elementos de grande relevância: coordenação motora, esquema corporal, lateralidade, estruturação espacial e estruturação temporal.

10. Segundo Le Boulch, (1987a, pp.88-89), a opção dualista corpo-intelecto resulta na concepção de um "corpo-instrumento", corpo-objeto, e foi Descartes, que deu ao dualismo uma forma mais acabada e intelectualizante. Assim como todo o mundo material, para Descartes, o corpo é uma máquina que possui, em si, todos os princípios de seus movimentos em razão de um determinismo biológico movido pela mente. Essa noção leva ao adestramento mais ou menos hábil que torna o corpo estranho à própria pessoa.

## 1.2.1 Coordenação motora global, fina e óculo-manual

A manipulação dos objetos depende de certas habilidades, como saber movimentar-se no espaço com desenvoltura e com equilíbrio, e saber dominar os gestos e os instrumentos. Todos esses movimentos são dependentes da maturação do sistema nervoso.

A coordenação global refere-se às atividades dos grandes músculos e depende do equilíbrio postural estático e dinâmico, cuja base é o tônus[11], esse equilíbrio está subordinado às sensações proprioceptivas cinestésicas e do labirinto. A coordenação global leva a criança à dissociação de movimentos (não há sincinesias) e resulta da harmonia de ações musculares. Desenvolve-se em íntima ligação com o desenvolvimento da coordenação motora fina e da marcha. É através da experimentação de movimentos que o indivíduo descobre seu eixo corporal, e isso irá proporcionar maior economia e coordenação em suas ações.

---

11. "O tônus muscular é a atividade primitiva e permanente do músculo; além de traduzir a vivência emocional do organismo, é o alicerce das atividades práxicas." (Le Boulch, 1982, p.55)

Segundo Oliveira (1997, p.39), o tônus muscular integra a condição mínima para que uma criança tenha aprendizagem significativa em sala de aula, pois ela necessita de um bom domínio do gesto e do instrumento. Para isso terá que ter ciência de suas mãos como parte de seu corpo, ter desenvolvido padrões específicos de movimentos e aprender a controlar seu tônus muscular de forma a saber dominar os gestos.

A coordenação global permite à criança a dissociação de movimentos. O ato de dirigir um veículo é um exemplo de movimentos dissociados: enquanto uma mão segura e movimenta o volante, a outra segura o câmbio para a troca de marcha e os pés acionam os diferentes pedais – freio e acelerador. A coordenação global evita, portanto, a sincinesia (comprometimento de alguns músculos que participam e se movem, sem necessidade, durante a execução de outros movimentos incluídos em determinada ação). Um exemplo de sincinesia é quando a criança, ao escrever, coloca a língua para fora e a morde.

A criança, quando chega à escola, já deve apresentar certa coordenação global de movimentos: como uma postura relacionada ao controle do corpo definida e facilidade e eficiência na realização do movimento.

A coordenação motora fina é responsável pelo desenvolvimento das diversas formas de pegar e prender diferentes objetos. É através do pegar e da preensão que a criança explora o seu mundo e adquire novos conhecimentos.

A coordenação fina e óculo-manual constitui um aspecto particular da coordenação global e refere-se à habilidade e destreza da mão acompanhada pelos olhos, na execução de determinado movimento. Tem, portanto, estreita relação com o campo visual, com o eixo corporal, no qual tem apoio, e com a cintura escapular do membro superior. Os olhos controlam os movimentos e dão a eles maior harmonia. Essa coordenação, associada à preensão e pega correta do lápis são essenciais para o ato da escrita. Mas também são de grande importância a coordenação global do ato de sentar, a postura correta para a realização dos movimentos gráficos, a dissociação, a independência braço-tronco[12], o controle dos movimentos e a lateralidade.

Alves (2008, p.57) considera, além das coordenações motora global, fina e óculo-manual, a coordenação audiomotora e a facial.

A coordenação audiomotora é a capacidade de transformação de um comando sensibilizado pelo aparelho auditivo em movimentos.

A coordenação facial, segundo Rill (1984, in Alves, 2008, p.58) "é o primeiro e mais importante modo de comunicação interpessoal não verbal". Utiliza os olhos, sobrancelhas, pestanas, testa, cabeça, queixo, nariz, lábios e boca que são para os bebês, seus primeiros elementos de comunicação.

13. "Se a mão dirige o corpo, ela não pode permanecer colada a ele." (Le Boulch, 1984)

### 1.2.2 Esquema corporal

O conceito de esquema corporal foi criado em 1911 pelo neurologista Henry Head, sendo aprofundado e acrescido por outros estudiosos ao longo do tempo. Para Morais e Santos (in OLIVEIRA, Gislene C., 1977, p.50) ele é fruto da experiência que possuímos, proveniente do corpo e das sensações que experimentamos e regula nossa postura e equilíbrio. É, portanto, um conceito não aprendido e não ensinado, mas sim experimentado pela criança.

Segundo Le Boulch (1982), é a organização das sensações corporais próprias que resulta da associação de elementos cada vez mais coordenados e complexos.

Mais concretamente, esquema corporal ou imagem do corpo[13] é:

> ... uma intuição de conjunto ou um conhecimento imediato que temos do nosso corpo no estado estático ou em movimento, na relação das diferentes partes entre si e em suas relações com o espaço circundante dos objetos e das pessoas. Esta noção acha-se no centro do sentimento de maior ou menor disponibilidade que temos de nosso corpo e no centro da relação vivida, universo-sujeito, sentida efetivamente e, às vezes, no modo simbólico. (Le Boulch, 1987a, p.188)

Para a Psicomotricidade o corpo é uma forma de expressão da individualidade, da formação do "eu", pois é

13. Para Le Boulch, esquema corporal e imagem do corpo são conceitos que se sobrepõem.

através dele que a criança percebe a si mesma e os elementos que a circundam, e que interage com eles.

Segundo Vayer (in Oliveira, 1977, p.48):

> Todas as experiências da criança (o prazer e a dor, o sucesso e o fracasso) são sempre vividas corporalmente. Se acrescentarmos valores sociais que o meio dá ao corpo e a certas partes dele, este corpo termina por ser investido de significação, de sentimentos e de valores muito particulares e absolutamente pessoais.

É através do corpo que a criança se insere no mundo, e para a inserção adequada, ela precisa de um corpo "organizado". Conhecendo-o, ela terá maior habilidade para diferenciar-se e sentir diferenças. O corpo é sua maneira de ser. Ajuriaguerra afirma que "a criança é o seu corpo".

Antes dos 7 anos, a criança tem apenas a imagem de seu corpo[14] (topológica, geográfica), fruto apenas da percepção, e é partir de então que começa a estruturar o es-

14. "Lembramos, contudo, que a imagem do corpo não é uma função, mas um conceito útil no plano teórico, na medida em que serve de guia para compreender melhor o desenvolvimento psicomotor através das diversas etapas. Esta estrutura estruturante, que é o centro do sentimento de maior ou menor disponibilidade que temos de nosso corpo no centro da relação vivida universo-objeto, passa por uma sucessão de estados de equilíbrio, nenhum dos quais, traduzido de maneira exata por um vocábulo empregado isoladamente" (Le Boulch, 1987b, p.15). "Na verdade, não se pode falar em imagem do corpo enquanto o EGO não está unificado, individualizado, e enquanto não for adquirido o senso da realidade, isto é, no final da etapa do corpo vivido." (Le Boulch, 1987b, p.16)

quema corporal, "estrutura estruturante", que se organiza a partir da interligação entre imagem corporal e imagem do corpo operatório. O esquema corporal regula a postura e o equilíbrio. E, ainda segundo Le Boulch (1982), a socialização do indivíduo ocorre em função da boa evolução da imagem que tem de seu corpo.

Os educadores devem preocupar-se, então, em auxiliar a criança a:

- usar seu corpo para aprender os elementos do mundo em que vive e a estabelecer relações entre tais elementos;
- focar a atenção sobre si mesma para uma maior interiorização do seu corpo.

A educação psicomotora visa, na estruturação do esquema corporal da criança, trabalhar atividades de controle do tônus muscular, deslocamentos globais do corpo e equilíbrio corporal. Para Alves (2008, p.37), tônus muscular "é a tensão dos músculos pela qual as posições relativas das diversas partes do corpo são corretamente mantidas e que se opõe às modificações passivas destas posições". O tônus muscular, o movimento propriamente dito e o estado de tensão/distensão das vísceras formam a função motora.

O tônus muscular é verificado através da resistência de um músculo à mobilização passiva de um segmento corporal. Se a resistência é grande, há hipertonia; se é pequena, hipotonia e, se é normal, tônus normal.

Como, para a Psicomotricidade, no desenvolvimento infantil, a motricidade, a afetividade e a inteligência estão relacionadas[15], a Psicocinética fundamenta-se no conhecimento das teorias do desenvolvimento infantil de autoria, principalmente, de Wallon e Piaget. O desenvolvimento do esquema corporal dá-se em etapas: *corpo vivido, corpo percebido ou descoberto* e *corpo representado*, relacionadas, aos estágios do desenvolvimento cognitivo e da construção da moralidade de Piaget.

Para facilitar a compreensão de determinados termos piagetianos, façamos um parêntesis para a recapitulação resumida desses estágios com base em Andrade (1997):

- Sensório-motor (0 a 2-3 anos) – a criança age partindo dos sentidos, da percepção para os movimentos e da atividade mental; fase do **egocentrismo**, mas sente-se parte do mundo exterior, não sendo possível nem a prática nem a compreensão de regras – ANOMIA.
- Pré-operatório (2-3 a 6-7 anos) – a criança parte das ações para o pensamento, já começa a usar símbolos (presenças de ausências) – imagens, gestos ou palavras – para representar objetos; dependência do adulto, pessoa significativa que coloca limites, num misto de respeito e medo, ainda não compreende as regras, mas pode obedecê-las e praticá-las, faz julgamentos pela aparência; considera as consequências do ato e não sua intenção – HETERONOMIA.

15. ... sempre é a ação motriz que regula o aparecimento e o desenvolvimento das formações mentais. (Wallon, 1979, p.17 in Oliveira, 1987, p.33)

- Características do pensamento da criança na sua forma de representar o mundo: **egocentrismo**, já superado no plano físico – construção do EU –, mas não mental (pensa só a partir de si mesma); **onipotência mágica** (acredita que todos pensam como ela, e compartilham seus sentimentos e desejos); **animismo** (acredita que o mundo da natureza é vivo e possui intenções); **artificialismo** (acredita que os homens são os criadores de fenômenos naturais); **realismo** (tudo é real – palavras, sonhos, retratos...); **conservação** (começa a reconhecer que certas características de pessoas ou objetos não se alteram apesar da modificação que possa ocorrer).
- Operatório-concreto (6-7 a 11-12 anos) a criança usa a lógica e o raciocínio de modo elementar, usa o pensamento indutivo – da parte para o todo, partindo do concreto, desenvolve, no final da fase, novas formas de raciocínio como classificação, seriação, conservação e reversibilidade; inicia a evolução para a autonomia se o período da heteronomia foi norteado pelo respeito mútuo, diálogo, afeto e firmeza; tem falta de clareza no que respeita à justiça, mas distingue o justo do injusto; reconhece a importância das normas e já pode elaborá-las com o grupo; desenvolve a cooperação e o sentimento de reciprocidade – SEMI-AUTONOMIA.
- Operatório-formal (11-12 em diante, não se completa antes dos 14-15 anos) o pensamento antecede a ação; planeja a ação; o raciocínio não depende da manipulação do concreto; o pensamento é capaz de deduzir a conclusão de hipóteses – pensamento dedutivo (o homem é mortal, Pedro é homem, logo Pedro é mortal); já

é capaz de pensar além do real (o ver), perceber o possível (o sonho) e chegar ao necessário (a regra) – início do desenvolvimento da AUTONOMIA moral e intelectual.

Vamos entrar agora nas etapas de estruturação do esquema corporal: *corpo vivido, corpo percebido* e *corpo representado*.

## Corpo vivido

A etapa do corpo vivido vai dos 0 aos 3 anos de idade. É dominada pelas experiências, com prevalência das sensoriais, pela movimentação espontânea da criança em explorar o meio em sua atividade investigadora e incessante (as atividades motoras de um bebê não são pensadas) e, com isso, ele desenvolve a "função de ajustamento[16] espontâneo" (na presença de um objeto desconhecido utiliza seus esquemas de acomodação para ajustar-se às exigências); movendo-se pela imitação do outro, pois está em estado de indiferenciação.

A partir dos três meses, a criança comporta-se como receptora e emissora de fenômenos emocionais, traduzidos essencialmente por reações tônicas, a principal expressão da afetividade.

16. Ajustamento é o aspecto que a acomodação toma logo que responde motoramente às solicitações do meio. É fundado na teoria de Piaget sobre os mecanismos de assimilação e acomodação. Assimilação: integração do exterior às estruturas próprias do sujeito. Acomodação: transformação das estruturas próprias em função das variáveis do meio exterior.

As imagens, que são alucinatórias, traduzem os episódios de sua vivência afetiva já que seu desenvolvimento é, essencialmente, função de sua evolução psicoafetiva. Ajuriaguerra dá o nome de "diálogo tônico" à confusão entre a realidade interior e a realidade exterior até os oito meses. No intercâmbio cutâneo do corpo a corpo entre o bebê e a mãe, surge "a instalação de um tono que oscila entre um estado de tensão correspondente às necessidades e um estado de relaxação, tradução do prazer". É o diálogo tônico "em que o equilíbrio da mãe condiciona o equilíbrio da criança. Este equilíbrio não depende só das reações conscientes da mãe, mas sim de sua vida inconsciente, que faz com que ela esteja distendida ou nervosa" (Le Boulch, 1982, pp.74-75). Nesta fase, a imitação pela criança é inconsciente e fortemente causada pelo afeto. A partir dos dois anos e meio, ela já é capaz de reproduzir modelos ausentes, é a imitação diferida, que indica a emergência da função simbólica, precursora da linguagem oral.

Posteriormente as atividades motoras passam a ser integradas – responderão a dados verbais (Ande! Corra!).

Antes dos três anos de idade, não podemos falar em esquema corporal pois a criança tem apenas uma atividade perceptiva cujo desenvolvimento só será possível depois que a função de interiorização[17] atingir a maturação.

17. Função de interiorização: "a possibilidade de deslocar sua atenção do meio ambiente para seu próprio corpo a fim de levar à tomada de consciência." (Le Boulch in OLIVEIRA, Gislene de C., 1997, p.59)

De Meur (1984, p.10) afirma que após essa percepção global, inicia-se a etapa da tomada de consciência de cada segmento corporal, que se realiza "de forma interna (sentindo cada parte do corpo) e externa (vendo cada segmento em um espelho, em outra criança ou em uma figura)".

Nesta etapa, a criança deverá conseguir apontar, nomear as diferentes partes do corpo em si mesma e em outra pessoa e a localizar uma percepção tátil.

De 0 a 4 anos, segundo De Meur e Staes (1984), devem ser apontadas e nomeadas pela criança as seguintes partes corporais: cabelos, mãos, pés, boca, orelhas, olhos, nariz, costas, ventre, joelhos e dentes.

A etapa termina na primeira imagem do corpo identificado pela criança como seu próprio "eu". "A tendência agora não é mais de assimilar os sentimentos e atitudes de outra pessoa, mas sim, de preferência, de opor-se para afirmar sua personalidade nascente." (Le Boulch, 1982, p.97). A criança deixa de se denominar na terceira pessoa e passa à primeira pessoa. É por volta dos dois anos e meio a três anos que a criança se reconhece no espelho, isto é, que ela apresenta condições de entender "que o espaço que ela sente é o mesmo ela vê no espelho". (Le Boulch, 1982, p.71)

No final dessa etapa, a aquisição de várias praxias[18] com refinamento no plano global permite à criança sentir seu corpo como um objeto total no mecanismo da relação.

---

18. Praxia é um sistema de movimentos coordenados com uma finalidade determinada ou uma intenção determinada.

## Corpo percebido

A segunda etapa, a do corpo percebido ou descoberto, vai dos 3 (início da "idade da graça", em que os movimentos adquirem certa harmonia) aos 7 anos de idade, e corresponde à fase pré-operatória. Devido à maturação da "função de interiorização", esta etapa corresponde à organização do esquema corporal e permite a passagem do ajustamento espontâneo para o ajustamento controlado, possibilitando um maior domínio do corpo. A interiorização dá à criança a possibilidade de deslocar sua atenção do meio ambiente para seu próprio corpo a fim de levar à tomada de consciência, é o retorno da criança a ela mesma. A imagem verbalizada e orientada que tem de seu corpo é uma simples imagem reprodutora, estática, topológica, constituída pela associação direta entre os dados visuais e cinestésicos.

Preservar a plasticidade de ajustamento é, para Le Boulch, (1987, p.97), um dos papéis primordiais da educação. A educação

> repousa no desenvolvimento da disponibilidade corporal pela utilização da **interiorização unificante e estruturante**, que permite estabelecer relações entre os fenômenos motores, intelectuais e afetivos, ela supõe o relacionamento constante dos elementos de informação com os esquemas motores, não por um mecanismo de condicionamento mas por uma educação perceptiva consciente voltada ao mesmo tempo para as informações extero e proprioceptivas.
>
> A aprendizagem assim concebida não faz apenas do corpo um instrumento da relação, mas é um fator de maturação

> nervosa, tônico-emocional e afetiva, permitindo à pessoa expressar-se entre a função práxica do movimento e sua função expressiva. (Le Boulch, 1987, p.171) (Grifo nosso)

Nesta fase, de grande importância, a criança associa seu corpo aos objetos que a circundam, isto é, faz de seu corpo ponto de referência para situar a si mesma e aos objetos em seu tempo e espaço. Chega, então, à representação mental dos elementos do espaço, descobre a dominância de um dos lados do seu corpo e seu eixo corporal. Assimila conceitos como embaixo, acima, antes, depois, primeiro, último etc.

Segundo De Meur e Staes (1984), devem ser apontadas e nomeadas pelas crianças as seguintes partes corporais além das da fase anterior: calcanhar, bochechas, testa, queixo, pescoço, polegares, unhas, lábios e ombros.

## Corpo representado

Dos 7 aos 12 anos, estende-se a etapa do corpo representado, etapa-chave na estruturação do esquema corporal que, na integração ao mesmo tempo dos dados do vivido e os dados perceptivo-cognitivos, condição da unidade do ser afetivo e intelectual, vai ampliar e organizar a noção do todo e das partes do corpo e as posições e movimentos corretos no meio ambiente com maior controle e domínio corporais.

É o ingresso na fase das operações concretas em que o esquema de ações, verdadeira imagem antecipatória, permite à criança encarregar-se de sua própria motricidade.

No início desta fase, a imagem que a criança tem de seu corpo é ainda estática e resultante da estreita relação entre os dados visuais e cinestésicos. É só a partir dos 10-12 anos que ela passa a dispor de uma imagem mental do corpo em movimento com a inclusão do fator temporal – a imagem de corpo operatório que lhe permite mentalmente efetuar e programar seus movimentos, já que seu raciocínio não precisa mais da manipulação do concreto (estágio operatório formal). É a partir da imagem do "corpo operatório" que o indivíduo pode exercer sua disponibilidade, tanto sobre o mundo exterior como sobre sua própria motricidade. Passa, então, pelo apaziguamento dos conflitos de identificação da infância, de um corpo vivido subjetivo para o corpo representado, situado no tempo e no espaço, agora euclidiano, tal qual os outros objetos e podendo, portanto, por sua vez, servir de referência para a estruturação espaço-temporal.

Nesta etapa a referência para orientação já não é mais apenas o próprio corpo da criança mas elementos exteriores a ele.

Para De Meur e Staes (1984), salvo os casos de problemas motores e intelectuais, "todas as perturbações na definição do esquema corporal são de origem emocional".

As crianças com perturbações no esquema corporal podem:

- Não conseguir subir uma escada ou andar para trás;
- Ter dificuldade de equilíbrio: cair com regularidade, chocar-se contra companheiros, andar com os pés afastados, correr com o tronco para frente;
- Apresentar dificuldades de coordenação: não ter gestos harmônicos, recortar mal, grafismo hesitante ou levar demasiado tempo para se vestir;

- Ter dificuldades de sensibilidade: deixar cair das mãos objetos que segura comumente ou torcer o tornozelo com frequência;
- Não conhecer as partes de seu corpo: ignorar o vocabulário corporal, ter pobreza de detalhes ao desenhar a figura humana, desenhar as partes mal dispostas ou com justaposição de detalhes.

Resumindo a importância do esquema corporal bem estruturado, citamos Oliveira (1997, p.51):

> Um esquema corporal organizado permite a uma criança se sentir bem, na medida em que seu corpo lhe obedece, em que tem domínio sobre ele, que o conhece bem, e que pode utilizá-lo para alcançar um maior poder cognitivo.

Observamos que, na afirmação de Oliveira, estão implícitos os objetivos funcionais e relacionais da teoria da Psicomotricidade, elaborada por Le Boulch, voltada para a educação.

A seguir, incluímos, para melhor visualização, a relação entre os estágios de Piaget e as etapas da estruturação do esquema corporal.

**ESTÁGIOS DE DESENVOLVIMENTO - Piaget**

<table>
<tr><th>0 a 2-3 anos</th><th>2-3 a 6-7 anos</th><th>6-7 a 11-12 anos</th><th>11-12 anos</th></tr>
<tr><td>Sensório-motor</td><td>Pré-operatório</td><td>Operatório-concreto</td><td>Operatório-formal</td></tr>
<tr><td>Sensações</td><td>Representações</td><td colspan="2">Transformações (Conservação)</td></tr>
<tr><td colspan="3">Real</td><td>Possível-Necessário</td></tr>
<tr><td>Anomia</td><td>Heteronomia</td><td>Semi-Autonomia</td><td>Autonomia</td></tr>
</table>

**ESTAPAS DO ESQUEMA CORPORAL - Le Boulch**

<table>
<tr><td>Corpo Vivido</td><td>Corpo Sentido</td><td colspan="2">Corpo Representado</td></tr>
</table>

### 1.2.3 Lateralidade

Muitos educadores confundem lateralidade com o conhecimento e uso dos conceitos direita e esquerda. Segundo Le Boulch, a lateralidade é a tradução de uma assimetria funcional. É uma função de dominância que o ser humano vai definindo naturalmente durante o seu crescimento, em relação à força muscular, à precisão e à rapidez. O ser humano tem tendência a utilizar preferencialmente mais um lado do corpo do que o outro em três níveis principais: olhos, mãos e pés, embora o outro lado seja auxiliar e complementar na execução da ação.

Até os 5 ou 6 anos aproximadamente, a criança deve firmar a sua lateralidade, isto é, o seu lado dominante, aquele com o qual ela inicia e executa a ação principal e que é auxiliado pelo outro lado. Ao escrever, por exemplo, é o lado dominante que segura o lápis e o outro auxilia, segurando o papel. Mas a dominância não fica apenas no âmbito dos membros superiores, abrange os membros inferiores e os olhos.

A criança, ao fazer um trajeto primeiro com um pé, depois com o outro, o pé que foi escolhido para o primeiro trajeto pode ser seu lado dominante dos membros inferiores. A preferência pelo pé ao chutar a bola pode ser igualmente um exemplo de possibilidade de dominância lateral.

A dominância no nível dos olhos pode apresentar-se em ações como: olhar por meio de caleidoscópio, de visor de máquina fotográfica ou filmadora, ou pelo buraco de uma fechadura.

Há pessoas que possuem dominância do lado direito tanto em relação aos membros superiores, como aos inferiores e aos olhos, são as destras homogêneas. Se a mesma situação ocorrer com o lado esquerdo, são chamadas sinistras ou canhotas homogêneas.

Aquelas que desenvolveram dominância espontânea de ambos os lados são as ambidestras.

Há, porém, casos de dominância diferenciada em relação aos olhos, membros inferiores ou superiores. Por exemplo, usam o lado direito para os braços e o esquerdo para as pernas; ou outras combinações, em que se incluem também os olhos. São as pessoas de lateralidade cruzada.

É, então, a partir desse conhecimento, por volta dos seis anos de idade, como já foi citado, que os conceitos de direita e esquerda devem ser usados para a criança situar espacialmente os objetos, mas ainda em relação ao seu corpo. Se a criança for sinistra, os objetos à sua direita são aqueles que estão do lado em que ela tem menos vigor, menos agilidade. O seu lado dominante é, portanto, o seu ponto de referência.

É apenas um pouco mais tarde que a criança deve ser trabalhada na questão da reversibilidade, a possibilidade de ela reconhecer a mão direita ou esquerda de uma pessoa à sua frente.

São várias as hipóteses que explicam a razão da preferência por um dos lados do corpo, principalmente dos destros. Sem grandes detalhes, pois não interfere nos objetivos desse trabalho, seguem apenas citações das hipóteses:

- *Prevalência manual*: foi apenas a partir do uso das mãos, na Idade do Bronze, que a preferência pelo lado direito surgiu. Antes havia igual número de destros e canhotos.
- *Hereditariedade*: a explicação estaria na transmissão hereditária.
- *Dominância cerebral*: dominância de um dos lados do cérebro e que funciona de modo cruzado. Nos destros, há dominância do córtex cerebral esquerdo e nos sinistros, do córtex cerebral direito. Havendo, portanto, uma correlação entre a preferência lateral e o domínio hemisférico, mas, segundo Brandão (in Oliveira, 1977, p.67):

  > A lateralidade não corresponde, pois, a uma dominância das atividades globais de um hemisfério, mas a uma dominância exclusiva na execução das atividades motoras e tônicas de um dos hemisférios.

- Influência do meio psicossocial-afetivo e educacional: a pessoa aprende a usar com dominância um de seus lados por imposição, por imitação ou por questão afetiva de acordo com o meio em que está inserida.

Há vários autores que defendem que a questão da lateralidade pode ser resultado da associação de diversos fatores.

Crianças com perturbações da lateralidade podem apresentar:

- Dificuldade ao escolher a mão para executar a ação; ora escolhe uma, ora outra;
- Dificuldade de reconhecimento de esquerda-direita;
- Não adquire direção gráfica;

- Letras espelhadas;
- Dificuldade de discriminação visual.

A lateralidade tem, portanto, função primordial na estruturação espaço-temporal e na aprendizagem da escrita, leitura e cálculo: direção da escrita e leitura, o que vem antes e o que vem depois, posição da unidade, dezena, centena, etc. A definição da lateralidade possibilita à criança perceber a si mesma, ter consciência dos lados direito e esquerdo de seu corpo e, a partir deles, localizar objetos à sua volta (por volta dos 6 anos), depois localizar objetos em relação à pessoa à sua frente, quando desaparece a lateralização espelhada, e, por último, localizar os objetos entre si.

### 1.2.4. Estruturação espacial

Se o esquema corporal é a conscientização, pela criança, de suas possibilidades motoras, de agir e se expressar, a estruturação espacial é a conscientização da situação de seu próprio corpo no meio ambiente, da orientação de seu corpo em relação ao que a circunda. Passa, depois, para a conscientização da situação dos seres entre si e da possibilidade de organizar-se em relação ao mundo que a cerca, de organizar os seres entre si e de os movimentar.

A estruturação espacial não é congênita, é elaborada e construída mentalmente através dos movimentos do indivíduo em relação aos objetos que o circundam.

O espaço faz parte dos três elementos fundamentais à Psicomotricidade: corpo, espaço e tempo[19]. A dissociação desses três elementos é feita apenas em caráter didático, pois se desenvolvem em interdependência.

De acordo com De Meur e Staes (1984, p.14), a estruturação espacial segue as seguintes etapas:

*Conhecimento das noções*: a criança aprende a noção de espaço através de sua movimentação por ele (Vá ao seu quarto!). A verbalização, pelo educador, na designação dos objetos, lugares, posições é fundamental para tal conhecimento.

*Orientação espacial*: quando a criança já domina os conceitos de situações (dentro, fora, no alto, longe, per-

19. "... a gnosia corporal e a gnosia espacial geram-se constantemente." (Ajuriaguerra, in Le Boulch, 1987)

to); de tamanho (médio, grande, pequeno, grosso, fino, estreito, largo); de posição (em pé, deitado de barriga para cima ou para baixo, sentado, ajoelhado, agachado); de movimento (levantar, abaixar, puxar, empurrar, girar, rolar, cair) de formas (círculo, quadrado, triângulo, retângulo); de qualidade (cheio, vazio) de superfície e de volume. Somente quando a criança consegue se orientar no seu meio ambiente, se encontra capacitada para assimilar a orientação espacial no papel.

*Organização espacial*: após aprender a orientar e organizar os objetos, a criança passa a organizá-los e a utilizar-se das diversas orientações. Não é mais seu corpo o referencial, passa a escolher outros pontos de referência. A criança alcança, então, a noção de distância, de direção. É quando, então, começa a prever, a antecipar e a transpor. Desenvolve também a memória espacial, que lhe dá a possibilidade de descobrir qual objeto está faltando a determinada sequência e a reproduzir um, algo observado anteriormente. A conquista da memória espacial dará à criança a chance de não se esquecer, por exemplo, dos símbolos gráficos.

*Compreensão das relações espaciais*: Fase baseada unicamente "no raciocínio a partir de situações espaciais bem precisas" (De Meur e Staes, 1984, p.15), por esse motivo bem diferente das anteriores. A criança consegue, agora, perceber a relação de simetria, de oposição e de inversão entre diversos elementos e trabalhar com a progressão de tamanho, de quantidade e de transposição. Para Piaget (in Oliveira, 1997, p.82), "esta organização aparece mais ou menos por volta dos 9 ou 10 anos, época em que a criança é capaz de situar direita e esquerda sobre os objetos em relação a um ponto de vista exterior". A compreensão das relações espaciais permite à criança, por exemplo, a elaboração da planta ou maquete de sua sala de aula, a compreensão mais fácil de mapas, inclusive os geográficos.

Uma má integração da orientação espacial pode ser motivada por:

- Limitação de seu desenvolvimento mental e psicomotor;
- Crianças tolhidas em suas experiências corporais e espaciais e que não têm oportunidade de manipular os objetos ao seu redor;
- As que não desenvolveram a noção de esquema corporal, acarretando prejuízo na função de interiorização;
- As que não conseguiram ainda estabelecer a dominância lateral e nem assimilaram as noções de direita e esquerda através da internalização de seu eixo corporal;
- "Insuficiência ou *déficit* da função simbólica", a criança é incapaz de associar termos abstratos como direita e esquerda, puramente convencionais, ao que sente ao nível proprioceptivo" (Le Boulch, 1984, p.208);
- Dificuldade de representação mental das diversas noções. (Oliveira, 1997, pp.82-83)

Segundo Oliveira (1987, p.83), baseando-se em De Meur e Staes, Le Boulch e Santos, crianças com perturbações na estruturação espacial, o que causa, às vezes, consequências desastrosas nas aprendizagens escolares, podem apresentar:

- Confusão quando lhe é exigida noção de lugar e de orientação, tanto no recreio quanto na sala de aula;
- Dificuldade em perceber as diversas posições (em cima, embaixo, anterior, posterior, esquerda, direita) e, por isso talvez, não consiga discriminar as direções das letras e algarismos: p e q, d e b, n e u, 6 e 9, 17 e 71;
- Esquecimento ou confusão ao identificar as letras e outros símbolos por, talvez, não ter memória espacial;
- Esbarrões e choques contra objetos e pessoas, ou ainda, a não percepção do espaço ocupado, por exemplo, por algo que carrega e que deveria ser somado ao espaço de seu corpo (a criança que esbarra nos colegas com a mochila que carrega na frente do corpo);
- Falta de orientação espacial no papel ou a não previsão do espaço a ser ocupado (espreme seu desenho em um canto da folha);
- A não assimilação da reversibilidade e da transposição o que não permite que a criança perceba, por exemplo, que 10 + 3 = 3 + 10.

### 1.2.5 Estruturação temporal

Como já enfatizamos, as noções de corpo, espaço e tempo são fundamentais e precisam estar em sintonia para a compreensão do movimento humano. O movimento coordenado do corpo ocorre continuamente dentro de um espaço, em função do tempo e em relação a um sistema de referência.

Assim como a estruturação espacial, a estruturação temporal também tem que ser construída, não é inata. O tempo, contrariamente ao espaço ou à velocidade, não é evidente, pois nunca o vemos como tal. "Percebemos somente os acontecimentos, ou seja, os movimentos e as ações, suas velocidades e seus resultados." (Piaget in Oliveira, 1977, p. 89).

A estruturação temporal é um trabalho com o hemisfério cerebral esquerdo, no campo do analítico, do abstrato, das operações de ordem causal.

Existem dois tipos de tempo:

- *Tempo subjetivo* – é o tempo emotivo, varia de acordo com a impressão do indivíduo, da criança;
- *Tempo objetivo* – é o tempo matemático, sempre o mesmo, uma hora, por exemplo, tem sempre 60 minutos.

O tempo da criança é o subjetivo e o trabalho de orientação temporal é o de levá-la ao tempo matemático, racional.

A estruturação espacial, segundo De Meur e Staes (1984, p.15), é a capacidade de o indivíduo situar-se em relação:

- À sucessão e simultaneidade dos acontecimentos: antes, depois, durante... O conceito a ser adquirido pela criança é o de Ordem, Sequência e Simultaneidade;
- À duração dos intervalos: tempo longo e tempo curto (uma hora, um minuto), princípio de "duração dos intervalos";
- Ritmo regular e ritmo irregular (aceleração, freada); cadência rápida e cadência curta (correr, andar), princípio de "ritmo";
- À sucessão cíclica de certos períodos (dias da semana, meses e estações do ano) princípio de "renovação cíclica de certos períodos";
- À irreversibilidade do tempo.

Segundo Kiphart (O aluno de aprendizagem lenta, 1986, p.147 in Oliveira, 1997, p.93) o ritmo pode ser:

*Motor* – ligado ao movimento do organismo: andar, nadar, correr.

*Auditivo* – trabalhado em associação com algum movimento.

*Visual* – "envolve a exploração sistemática de um ambiente visual muito amplo para ser incluído no campo visual em uma só fixação" (Oliveira, 1997, p.93). Ex.: Leitura.

Perturbações da estrutura espacial podem fazer com que as crianças apresentem, segundo De Meur e Staes (1984, p.40):

- Incapacidade de descobrir a ordem e a sucessão dos acontecimentos (não ordenam os fatos, não distinguem o que vem primeiro ou por último);

- Não percepção dos intervalos (não conseguem perceber o que dura e o que vai depressa; na leitura coletiva, não conseguem acompanhar os demais, não percebem a segmentação das palavras na frase);
- Irregularidade de ritmo (não conseguem correr, pois seus passos ora são muito compridos, ora muito curtos; não são capazes ler de forma encadeada e inteligível; seus gestos e palavras são dissociados);
- Falta de noção de hora, desorganização do tempo (atrasam-se nas tarefas; gastam todo o tempo em apenas uma etapa do trabalho; não preveem suas diversas atividades).

A equilibração é outro elemento importante na educação psicocinética, mas, como ela, assim como as regulações posturais, estão constantemente implicadas na coordenação global, não há, na teoria de Le Boulch, um momento específico para discorrê-la. Porém, na terceira parte de Educação Psicomotora: A Psicocinética na Idade Escolar (1987b, p.135), Capítulo 11, o autor propõe exercícios em que a regulação postural e de equilibração são solicitadas de modo dominante. Para Le Boulch (op. cit., p.134) equilibração "é esta regulação estabilizadora inconsciente que depende de um conjunto de informações visuais, táteis profundas, musculares, articulares".

A Psicocinética, teoria de Le Boulch, fundada sobre os princípios das leis do desenvolvimento infantil e integrante da corrente educativa da Psicomotricidade aplicada na idade pré-escolar e primeiros anos da escola, partindo do princípio da unicidade corpo-mente, tem, como vimos, por objetivo, que a criança trabalhe de modo consciente seu "próprio corpo" e a fim de, harmonicamente, reagir e modificar a si mesma diante dos estímulos do meio e relacionar-se com o adulto, com outras crianças e com o ambiente físico. É considerada, portanto, uma educação global indispensável na Educação Infantil e primeiros anos do Ensino Fundamental, já que também "condiciona todas as aprendizagens pré-escolares e escolares" (Le Boulch, 1984, p.24).

Capítulo 2

# O Yoga e suas Convergências com a Psicomotricidade

Definir Yoga não é tarefa fácil pois abrange toda a espiritualidade da Índia, que não é um todo homogêneo, e é, sem dúvida, a mais versátil do mundo. Segundo Feuerstein (2005, p.35):

> O Yoga é um fenômeno espetacularmente multifacetado e, como tal, muito difícil definir, pois cada regra concebível terá as suas exceções. O que todos os ramos e escolas de Yoga têm em comum, porém, é o fato de estarem ligados a um estado de ser ou de consciência que é realmente extraordinário.

Esse autor continua (p.38) explicando o Yoga, agora no sentido técnico da palavra:

> refere-se ao conjunto enorme dos valores, atitudes, preceitos e técnicas espirituais que se desenvolveram na Índia no decurso de pelo menos cinco milênios e que podem ser vistos como fundamento da antiga civilização indiana. Yoga é, portanto, o nome genérico dos vários caminhos indianos de autotranscendência extática, ou de transmutação metódica da consciência até que esta se libere do feitiço da personalidade egóica. É a tecnologia psicoespiritual específica da grande civilização da Índia.

A palavra Yoga, portanto, está totalmente relacionada à história da própria Índia, onde surgiu.

É uma palavra de origem sânscrita, proveniente da raiz "Yuj", cujo significado é unir, atar, religar. Num sentido restrito, indica o sistema de Yoga Clássico proposto por Patanjali, cuja existência e história apresentam diferentes versões. Patanjali, no início da Era Cristã, 200 d.C., foi o codificador dessa tradição milenar, já que era passada oralmente de mestre para discípulo. Significa união, mas também o caminho condutor dessa união. É o processo de voltar-se para dentro, de sair do estado de dualidade (Eu Inferior/Eu Superior) para a reintegração com o princípio Criador dentro e fora de nós mesmos.

Dentro do Yoga Clássico existem sete caminhos, e embora cada caminho tenha sua disciplina específica, todos eles convergem para o mesmo objetivo: a busca do ser ou de consciência, transcendência do Eu egóico. Segundo alguns estudiosos, eles permitem que cada praticante se encaixe em um determinado, de acordo com seu temperamento.

"No Yoga é possível que muitos tomem um determinado caminho como meio para a autorrealização e outros, por seu lado, tomem outro caminho, mas afirmo que não há absolutamente nenhuma diferença entre as diversas práticas do Yoga" afirma o sábio B.K.S. Iyengar, em *The Tree Of Yoga*, p.15. (in Feuerstein, 2005, p.63)

Os caminhos são assim definidos por Paker (2008, p.25):

Raja Yoga[20] – o caminho do domínio da mente; Karma Yoga – o caminho da ação; Mantra Yoga – o caminho através dos sons e das palavras de poder; Bakthi Yoga – o caminho da devoção; Jnana Yoga – o caminho do conhecimento; Kundalini Yoga – o caminho pelo equilíbrio das forças ocultas e Hatha Yoga – o caminho do esforço determinado.

O Hatha Yoga é a linha estudada neste livro.

20. O Raja Yoga é o caminho codificado por Patanjali no *Yoga Sutra* (200 a.C.), obra clássica autorizada pela tradição antiga da Índia como sendo o fruto de pesquisas filosóficas da fase mais importante da tradição hindu.

## 2.1 Hatha Yoga

Produto da época medieval, seu objetivo real é criar um estado de profundo equilíbrio entre as forças do corpo e da mente. Tem, como estrutura, textos reconhecidos como o *Hatha Yoga Pradipika,* escrito por volta do séc. XIV, de autoria de Svatmarama, e *Gheranda Samhita,* atribuído ao sábio Gheranda e que retrata o diálogo estabelecido entre ele e um homem de nome Chanda Kapali, escrito no séc. XVII. Modernamente cita-se entre outros textos estruturantes do Hatha Yoga o *Shiva Samhita,* de autoria desconhecida, o mais recente dentre os três.

O *Hatha Yoga Pradipika* mais antigo, está compilado em quatro capítulos que abordam: o local e os materiais para as práticas, asanas (posturas psicofísicas), *pranayamas* (exercícios respiratórios), *mudras* (gestos ou posturas promovedoras de firmeza corporal), *bhandas* (travamentos corporais) e *samadhi* (meditação). Há também menção aos *yamas* e *niyamas.* Todos esses elementos são intercorrentes pois, segundo o *Hatha Yoga Pradipika,* para que o Hatha Yoga se realize, é necessário o praticante pensar com o corpo inteiro, despertar, no corpo, uma inteligência só alcançada quando corpo e mente funcionam de modo totalmente integrado.

O *Gheranda Samhita* apresenta sete elementos, que não são necessariamente conectados na prática do Yoga: *asanas* (posturas), *kriyas* (técnicas purificatórias), *mudras* (gestos ou posturas promovedoras de firmeza corporal), *pratyahara* (controle dos sentidos), *pranayamas* (exercícios respiratórios), *dhyana* (meditação) e *samadhi* (iluminação).

Na linha de conexão entre os elementos, Paker (2008, p.64) afirma:

> Durante a prática dos *asanas*, a mente, a respiração e a consciência corporal devem estar unidas para que o equilíbrio de *prana*[21] e *apana*[22] se estabeleça, proporcionando assim a plena condição para se atingir um corpo saudável e adquirir uma mente livre de distração.

A palavra *Hatha* é composta de *Ha* (sol) e *Tha* (lua), o que já explicita, de certa forma, que esse ramo do Yoga trabalha com os princípios básicos da natureza: a força solar e lunar, o positivo e o negativo, o masculino e o feminino, o *yang* e o *yin*, o corpo e a alma. O Hatha Yoga busca, de acordo com as raízes tântricas, a criação de um corpo "adamantino" (*vajra*) ou "divino" (*daiva*), pois a iluminação é um acontecimento de corpo inteiro. Para isso, há um intenso trabalho com o corpo físico, proporcionando vitalidade, força, consciência e saúde. Não se deve, porém, confundir ou limitar o Hatha Yoga ao trabalho com o corpo[23], pois, sendo um dos ramos clássicos, o seu obje-

21. *Prana*: energia vital que faz a ponte entre o corpo e a mente.
22. *Apana*: prana que atua na eliminação.
23. A ginástica comumente praticada no Oriente é dinâmica, isto é, de movimentação enérgica e repetida, demandando esforço muscular e a ponto de fatigar. Por outro lado tornando-se maquinal, não envolve o exercício da concentração mental, sendo quase inócua no plano psíquico. [...] A movimentação no Hatha Yoga tem de fazer-se com lentidão, sem impulsos, arrancadas ou paradas bruscas. O yogi move-se de um a outro *asana*, concentrando a mente em todos os músculos que se distendem ou se contraem e nas vísceras que são massageadas.

tivo primeiro não pode ser esquecido: a condução do yogi (praticante de Yoga) a transcendência do Eu egóico, a iluminação (*samadhi*).

O Hatha Yoga, embora englobe uma prática meditativa intensa, é considerado uma prática preliminar do Raja Yoga[24], já que sua intenção básica é a de preparar o corpo para as práticas espirituais, além de atuar profundamente na estrutura psicofísica, conferindo-lhe saúde perfeita e equilíbrio.

Portanto, mesmo que o aspecto espiritual da transcendência não seja o foco da prática (é nessa abordagem que analisaremos as convergências entre o Hatha Yoga e a Psicimotricidade), as técnicas que o Hatha Yoga utiliza para atingir seus objetivos, produzem resultados concretos na saúde física e mental, promovendo a união do praticante consigo próprio.

Rose (et all., 2005, pp.31-32) resume assim os benefícios do Hatha Yoga:

> Yoga é uma filosofia de autoconhecimento na qual, por meio da prática de técnicas e procedimentos milenares, a pessoa alcança sua consciência mais íntima, sua essência, seu *self*. No processo, encontra um profundo equilíbrio in-

---

As outras partes do corpo, não envolvidas no movimento, mantêm-se em perfeito relaxamento. São movimentos graciosos, equilibrados, lentos e preciosos como o desabrochar de uma flor. (Hermógenes, s/d, 29ª ed., pp.28-29)

24. *Hatha Yoga Pradipika* (4.102): Todos os meios do Hatha [Yoga] têm como fim a [aquisição da] perfeição do Raja Yoga. (in Feuerstein, 2005, p.62)

> terno, balanceando os aspectos físicos, emocionais, energéticos, densos e sutis de sua completa natureza; isso pode ser resumido nas palavras do grande mestre hindu Swami Sivananda (1887-1963) que explica que "Yoga é a integração e harmonia entre pensamento, palavras e ações, ou integração entre cabeça, coração e mãos," representando os aspectos mentais, emocionais e físicos...

Analisando os objetivos teóricos do Hatha Yoga e da Psicomotricidade (a operacionalização será analisada posteriormente, durante a descrição dos elementos constituintes do Hatha Yoga), interpretamos que há convergências básicas entre eles. Excluindo o aspecto da transcendência do Hatha Yoga, ambos buscam uma educação global, unindo corpo e mente, pela metodologia da educação do corpo visto não apenas como suporte que reflete as emoções e os sentimentos quando se comunica com o exterior, mas como a própria comunicação, trabalham aspectos funcionais (o corpo saudável, flexível, bem estruturado inserido adequadamente no meio circundante) e os aspectos relacionais (o autoconhecimento – intra-relação – e a emocionalidade na interação com o outro – inter-relação).

O Hatha Yoga apresenta explicitamente os *Yamas* (orientações de conduta social) e *Niyamas* (orientações de conduta pessoal e atitude interior), que norteiam também as técnicas práticas. Já na Psicocinética, pelo menos nas obras de Le Boulch estudadas por nós, não há momento específico para os princípios regradores das intra e inter-relações, excetuando aquele que trata da relação do bebê com a mãe durante, principalmente, o diálogo tônico. O autor, ao longo dos diversos itens discorridos, intercala observações pertinentes que se espera que a criança construa em relação a si mesma e ao mundo exterior e o papel do adulto nessa construção, como nos momentos abaixo:

> [...] Esta posição não implica a justificação **de nenhum autoritarismo**, nem a utilização de métodos esteriotipados... (Le Boulch, 1984, p.136) referindo-se ao ajustamento. (Grifo nosso)
>
> O exercício da motricidade espontânea da criança, **não comprometida por um excesso de constrangimento e que se desenvolve num clima de segurança afetiva**, traduz-se por uma motricidade harmoniosa e rítmica. (Le Boulch, 1984, p.137) – Grifo nosso.
>
> A expressão livre corporal só é possível na medida em que o educador cria **uma atmosfera de confiança, de compreensão, já que o bloqueio afetivo acarreta um bloqueio físico e, como consequência, inibe toda expressão gestual, natural.** (Le Boulch, 1984, p.142 reproduzindo o relatório de Madame Ivonne Le Tillant sobre as observações recolhidas por ela no transcurso de seu trabalho) – Grifo nosso.
>
> Papel do adulto: assegurar a boa marcha coletiva das atividades [...] A ajuda dada é através **do afeto e da segurança** transmitida pela sua presença; ... (Le Boulch, 1984, p.151) – Grifo nosso.
>
> Se a relação da criança com seu meio familiar ou educativo tem permitido um intercâmbio confiante e rico no plano afetivo, as frustrações que inevitavelmente a criança sofrerá pelas proibições impostas serão facilmente aceitáveis. Na medida em que a criança age plenamente no ambiente e que este lhe facilita experiências gratificantes, as limitações parciais são vivenciadas positivamente. (Le Boulch, 1984, p.133)

## 2.1.1 Yamas e Niyamas

*Yamas* e *Niyamas*[25], considerados a base da ética e espiritualidade yogues, são princípios éticos que devem nortear a vida do yogi de forma que gradativamente vão se interiorizando, fazendo parte do próprio ser.

Tais princípios são observados no *Yoga Sutra*, nos *Upanishads*, *Mahabharata*, *Ramayana* e *Yoga Vasishtha*, antigos textos hindus, porém não necessariamente com a mesma nomenclatura.

Os *Yamas* objetivam o viver em harmonia com os semelhantes. A tradução literal de *Yama* é morte, significa também frear, conter, governar, suprimir, autodominar em referência a ideia de cessação, domínio das barreiras que impedem a consciência yóguica. Representam as orientações de conduta social e interação com o outro.

Os *Yamas* são:

*Ahinsa* (não-violência) deve nortear não só as inter-relações, mas também as intra-relações, incluindo o próprio corpo (durante a prática, as crianças são orientadas a respeitar o seu corpo quanto às suas possibilidades, limites e alimentação), isto é, no trabalho do autoconhecimento;

*Satya* (verdade, não mentir, autenticidade) aborda a verdade como absoluta, acima de posicionamentos pessoais de

25. Esses princípios são fundamentais para nortear nossas decisões diárias, facilitando a convivência em sociedade e nos conduzindo ao caminho da evolução e do autoconhecimento. (Rose et all., 2005, p.315)

qualquer aspecto, trabalhada em histórias que objetivam também a contextualização das posturas psicofísicas;

*Asteya* (não apropriação do que é alheio) inclui, na sua amplitude, o material e o abstrato (ideias, autoestima, paz, etc.). Aborda a retidão do ato humano;

*Bramacharya* (harmonia com o Absoluto, observação da castidade ou a correta utilização da sexualidade) exige o autocontrole para a harmonia plena e irrestrita, incluindo o equilíbrio sexual, o bem-estar físico, mental e espiritual;

*Aparigraha* (altruísmo) que demanda o desapego, a não-cobiça, a renúncia à posse do que é supérfluo.

Os *Nyamas* enfocam mais a autodisciplina e visam organizar e reestruturar a personalidade. Eles são:

*Saucha* (pureza) propõe a pureza, a transparência em todos os sentidos: do corpo às intenções, o trabalho é feito em relação à higiene corporal e mental;

*Santocha* (alegria) faz o yogi contentar-se com o que possui, estar permanentemente contente para a busca de seu processo de harmonização interior, embora em prosseguimento à sua vida familiar, social e profissional, as crianças são convidadas a aceitar-se e a valorizar seus atributos físicos;

*Tapas* (austeridade), princípio que exige disciplina, perseverança e força de vontade, principalmente durante as atividades;

*Svadhyaya* (autoconhecimento) abrange os aspectos físico, mental e espiritual, é a reflexão constante sobre as ações praticadas e pensamentos criados, as crianças são incentivadas à interiorização (termo de Le Boulch) durante as posturas;

*Ishvara-Pranidhana* (fé em Deus) pede a dedicação real ao Absoluto ou entrega a Deus, envolve aspectos que transcendem a vida cotidiana do yogi pois objetiva estágios mais profundos da espiritualidade.

Agora vamos entrar no estudo dos demais elementos do Hatha Yoga e sua aproximação teórica e prática com a Psicocinética.

## 2.1.2 Asanas

Os asanas, que entraram em voga no Yoga Brihad Aranyaka Upanishad por volta de 1000 a.C., palavra cuja tradução literal é posição, são posturas facilmente mantidas[26], exercícios psicofísicos que mexem com músculos, vísceras, articulações, órgãos e glândulas, tornando o corpo forte, flexível e livre de impurezas. A prática dos asanas melhora significativamente a circulação sanguínea, a respiração, a digestão, a consciência corporal, e a eliminação das toxinas. Ajudam também a melhorar a memória, a concentração, a determinação e a tranquilidade interior.

No *Hatha Yoga Pradipika* I.17, Svatmarama explica que "o asana é praticado para conquistar a firmeza do corpo e da mente e a saúde e flexibilidade dos órgãos". (Parker, 2008, p.63)

O asana, embora pareça uma postura em muitas outras atividades corporais mecânicas, difere delas pois, retomando Parker (2008, p.64.)

> Durante a prática dos asanas, a mente, a respiração e a consciência corporal devem estar unidas para que o equilíbrio de *prana* e *apana* se estabeleça, proporcionando assim a plena condição para se atingir um corpo saudável e adquirir uma mente livre de distração.

Os asanas podem ser divididos em dois grandes grupos, existindo o segundo em função do primeiro: asanas

26. Segundo Patanjali, no *Yoga Sutra* II.46, a postura deve ser estável e confortável. (Parker, 2008, p.63)

de meditação, posições passivas, de descanso e de harmonização, usados nas técnicas de concentração, meditação e relaxamento; e asanas para a saúde e revigoração do corpo, posições ativas e específicas que exercitam o corpo inteiro e em particular a coluna vertebral e dão força aos músculos e nervos, beneficiam glândulas e órgãos e ativam células cerebrais, equilibrando as correntes de energia e preparando a mente para a meditação.

O segundo grupo pode, ainda, ser subdividido. Há várias subdivisões, segundo cada autor. Aqui é apresentada a subdivisão segundo Bassoli (2006, p.57): "posturas de lateralidade, posturas de extensão anterior do tronco, postura de extensão posterior do tronco, posturas de torção do tronco, posturas para correção da coluna e ombros, posturas para articulações e alongamento das pernas, posturas com movimentos, posturas invertidas, posturas de equilíbrio e posturas de relaxamento".

Basicamente são 84 os principais asanas, mas a maioria deles apresenta variantes.

A origem dos asanas está na representação de elementos da natureza, de produções humanas, de partes do corpo e homenagem a sábios e deuses, cujos nomes são usados para denominar os asanas: *Vrikshasana* (*vriksha* = árvore, postura da árvore), *Tadasana* (*tada* = montanha, postura da montanha), *Kukkutasana* (*kukkuta* = galo, postura do galo), *Chakrasana* (*chakra* = roda, postura da roda), *Shirshasana* (*shirsha* = cabeça, postura sobre a cabeça), *Garudasana* (*Garuda* = pássaro do deus Vishnu, postura de Garuda).

São três as etapas de desenvolvimento dos asanas. Elas representam a trindade hinduísta: montagem, o princípio da criação, deus Brahma; permanência, princípio da sustentação, deus Vishnu; e a desmontagem, princípio da destruição para a renovação, deus Shiva. Aqui resgatamos da teoria da Psicocinética o significado de movimento: "Movimento é compreendido não como um trajeto, mas como a passagem de uma posição inicial (ponto de partida da ação) para uma posição final, que é a meta visada" (Le Boulch, 1987, p.24) para observar que mesmo as posturas meditativas, passivas, apresentam movimento e, devem, portanto, ser analisadas pelos critérios psicomotores.

Os asanas, assim como todos os outros elementos constitutivos do Hatha Yoga, são desenvolvidos para as crianças de forma lúdica. Também o lúdico é recomendado por Le Boulch como estratégia para os exercícios psicocinéticos: "No estágio escolar, a primeira prioridade constitui a atividade motora lúdica, fonte do prazer, permitindo à criança prosseguir a organização de sua 'imagem do corpo'...". (Le Boulch, 1984, p.129)

Singleton (2004, p.49), dá-nos um exemplo do jogo no Yoga, quando sugere a execução do asana *Vrikshasana* (postura da árvore):

1. Fique bem ereto e mantenha os pés unidos. Pressione o piso com as solas dos pés para sentir-se firme e estável. Fixe o olhar, com naturalidade, num ponto qualquer à sua frente e mantenha o corpo tão imóvel quanto puder. Levante o pé direito e apoie a sola sobre a coxa esquerda no ponto mais alto que alcançar (se seu pé escorregar, use uma bermuda ou segure com uma das mãos um cinto em volta do tornozelo). Se esse movimento for muito difícil para você, apoie o pé sobre a canela. Junte as mãos na altura do coração.

2. Encontre o seu ponto de equilíbrio, inspire, levante os braços acima da cabeça e junte as mãos (se usar um cinto, conforme sugerido na fase 1, apenas apoie no quadril a mão que estiver livre). Equilibre-se nessa posição, respire profundamente e permaneça quieto e firme. Desfaça a postura devagar e repita os movimentos do outro lado.

   Jogos com a postura da árvore:

   Peça a um adulto que faça a Árvore. Gire em torno dele como um pássaro, assobiando e cantando para ver se consegue tirá-lo de seu equilíbrio (é proibido tocar "a árvore"!). Em seguida, troquem de posições.

   Outro jogo pode ser uma adaptação do Lobo Mau. São necessárias duas ou mais pessoas. Uma delas – o Lobo Mau – fica voltada para um canto da parede e as demais se colocam no canto oposto. Elas precisam passar pelo Lobo Mau sem acordá-lo. Se ele ouvir alguma coisa, vai gritar: "meus dentes e minhas garras, para que vos quero!" Em seguida, pula sobre as pessoas, que precisam estar na posição da árvore. Se alguém for pego com os dois pés no chão, será "comido" e vai virar o novo Lobo Mau.

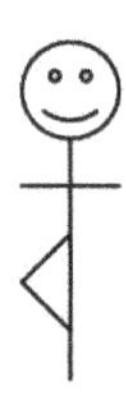

Postura da Árvore

Falando sobre o simbólico no Yoga, Satyananda (s.d., p.17) afirma: "Portanto, você terá que transmitir em forma simbólica, diretamente na mente e no subconsciente. Este é precisamente o sistema de educação no Yoga".

O jogo, nas práticas do Yoga, toma, portanto, a mesma importância que lhe dá Le Boulch (1984, p.136): "pelo valor simbólico que representa, é, ao mesmo tempo, revelador das frustrações da criança, de seu universo imaginário e terapêutico pelos desbloqueios que permite".

É durante o jogo que a criança adquire gradativamente autoconfiança e autoconhecimento (conhecimento de suas potencialidades e limites) pela presença da outra criança, com a qual interage e aprende a cooperar. Assim, o lúdico exercita a autonomia e a socialização, condições da relação saudável com o mundo.

O jogo não pode ser de competição, pois

> No Yoga não há recompensas nem punição, vencedores nem perdedores, não existe o melhor nem o pior. A recompensa yogi provém simplesmente da própria prática. As crianças adoram esse tipo de abordagem. Quando percebem que não terão de competir nem de mostrar o melhor desempenho, elas se sentem livres para expressar-se sem medo de julgamentos e críticas. Essa liberdade as ajuda a desenvolver um senso de confiança e autoestima que as acompanhará na idade adulta. (Singleton, 2004, p.49)

Analisando mais atentamente o asana *Vrikshasana*, constata-se a presença dos conceitos direita e esquerda. O educador yogi deve ficar atento à idade e desenvolvimento das crianças e, atendendo aos conhecimentos da Psicocinética, lembrar-se de que antes dos seis anos de idade a criança ainda está formalizando sua lateralidade, assim, em vez de indicar a perna de apoio, deve apenas orientar a criança a utilizar uma das pernas para apoiar-se. As crianças, naturalmente, depois de vivenciar a postura no equilíbrio de ambas as pernas, verbalizam a facilidade ou a dificuldade encontrada no apoio em uma delas. É o conhecimento de sua lateralidade em relação aos membros inferiores. É também momento para a percepção da mobilidade do eixo corporal na posição em pé (interiorização na Psicocinética e *Svadhyaya*, no Hata Yoga).

A mesma situação de lateralidade acontece durante os asanas em que é exigido o apoio ou uma posição de flexibilidade por um dos braços e mãos.

Lembrando que o asana visa, além do corpo saudável, a mente livre de distração, o educador orienta a criança, durante a prática, a selecionar seu próprio corpo como objeto de sua atenção (depois dos três anos de idade, já na fase da função de interiorização), lançando-lhe algumas questões: Você pode ouvir a sua respiração? Como ela está? Lenta ou rápida? E o seu coração? Você pode ouvi-lo? Qual o sentimento que esta posição lhe dá? Você sente algum desconforto na posição? Que partes de seu corpo estão em contato com o chão? Você sente calor ou frio?

Essa atenção ao próprio corpo, durante o asana executado ludicamente, é por nós interpretada, na teoria da Psicocinética, como a função de interiorização[27], que permite à criança a tomada de consciência de suas características corporais e que, no plano gnósico, promove a construção da estrutura espaço-temporal; e, no plano práxico,

27. As atividades lúdicas feitas pelo prazer e não pela eficiência representam uma situação favorável para pôr em jogo a atenção de interiorização. (Le Boulch, 1984, p.139)

a melhor dissociação dos movimentos suscetíveis de permitir melhor controle das praxias.

Embora todo asana trabalhe homogeneamente corpo-mente em toda sua extensão, há aqueles que trabalham especificamente algum elemento. A postura da árvore, que é um asana de equilíbrio estático, "fortalece a musculatura, embeleza o corpo físico, atua sobre a coluna vertebral e sobre os órgãos em geral e desenvolve disciplina física e mental". (Bassoli, 2006, p.65)

Interpretamos que situação similar ocorre na Psicocinética, pois, embora Le Boulch (1984, p.155) afirme que "em todos os exercícios de coordenação dinâmica geral, as reações de equilíbrio participam de forma constante", ele apresenta o seguinte exercício para a tomada de consciência do corpo – utilização da função de interiorização: "Equilíbrio num pé – A coxa oposta fica na horizontal; a perna correspondente deve ser solta, bem como o pé. O tronco deve ficar vertical. Manter a posição vários segundos sem perder a verticalidade do tronco."

Observa-se que a postura da árvore do Yoga e o equilíbrio num pé da Psicocinética convergem quanto aos objetivos e método. Lembramos que, como método, a imitação e a verbalização para crianças de menos de cinco anos são recomendadas pelo psicomotricista francês:

> Com frequência é necessário utilizar a imitação para fazer a criança compreender a natureza do problema que ela deve resolver. Neste caso, deve-se chamar a atenção da criança sobre a forma gestual utilizada: deve fazer a imitação do fim a ser alcançado e não dos meios. Mostrar o fim a alcançar não deve suprimir a iniciação verbal, à

> qual a criança de mais de quatro anos é muito sensível. Esta verbalização permitirá treinar a função simbólica na medida em que faz a ligação entre a palavra e o objeto e a palavra é a designação da ação a cumprir. (Le Boulch, 1984, p.151)

No Yoga, o educador instrui as crianças, mesmo as de mais de cinco anos, na montagem, permanência (quando ocorre mais intensamente a concentração mental ao corpo), e desmontagem do asana, fazendo a postura para que as crianças a imitem e, ao mesmo tempo, nomeando cada parte do corpo mais intensamente requisitada. O que difere da Psicocinética, portanto, é que a imitação estende-se para além da idade indicada por Le Boulch e que o meio para a resolução da postura a ser alcançada é indicada pelo educador. Minimizando essa última diferença, apontamos a possibilidade de que o educador yogi dá à criança a oportunidade de adaptar tanto o meio como o fim ao seu corpo e ao seu momento já que o Yoga preconiza que cada ser é único e cada momento também. Além da modificação, a criação de nova postura para aquela denominação também é possibilitada para dar vazão ao grande poder criativo das crianças.

São diversas as semelhanças entre as posturas yôguica e os exercícios psicocinéticos. Como mais um exemplo, citamos a postura de movimento *Marjaryasana*[28] (postura do gato):

28. A denominação dos *asanas* difere de acordo com a linha do autor. Marjaryasana pode ser encontrado também sob as denominações de Catuspadasana e Biladasana.

*Marjaryasana* (Postura do Gato)
*Marjari* = gato /*asana* = postura

1 – Sente-se sobre os calcanhares, testa no chão, braços estendidos à frente, mãos firmes no solo. Eleve o quadril. Os joelhos se mantêm tocando o chão, paralelos entre si na abertura do quadril, as mãos se mantêm bem abaixo dos ombros na mesma abertura dos ombros, os peitos dos pés tocando o solo.

2 – Inale, eleve a cabeça e os ísquios para cima, mantendo uma depressão forte da região lombar, como se o abdômen quisesse tocar o solo.

3 – Exale, desça a cabeça em direção do peito para olhar o umbigo, sugue o abdômen e faça uma báscula com o quadril para frente, arredondando toda a coluna.

4 – Continue nesse movimento integrado com a respiração. Inale, tracione a coluna subindo a cabeça e o quadril, exale, recolha a cabeça e o quadril. Faça isso de quatro a cinco vezes.

5 – Inale, volte à postura de estabilização da coluna e, ao exalar, volte à postura inicial, sentando sobre os calcanhares, mantendo ainda a cabeça no chão.[29]

Efeitos terapêuticos:

Tem poderoso efeito sobre a coluna vertebral, em especial na região lombar, eliminando as tensões costais e aumentando o tônus muscular.

[...](Parker, 2008, p.164)

Para a pose *Marjaryasana*, é encontrada a sugestão de que, invertendo o movimento de abaixar/levantar a ca-

29. Observamos que essa obra de Parker não é destinada às crianças, portanto a linguagem deve ser adaptada na verbalização do asana.

beça na inalação/exalação, isto é, exalando ao elevar a cabeça, a criança imite o miado do gato, em brincadeira bastante apreciada pelas crianças.

Le Boulch (1984, p.182) apresenta o mesmo exercício e com a mesma finalidade, ou seja, a vivência e constatação da mobilidade da coluna vertebral em pose de quatro apoios:

> Tomada de Consciência da Mobilidade do Eixo Corporal no Chão:
>
> 1 – Exercícios de conscientização em posição de quatro apoios, tronco horizontal
>
> a) Conscientização da posição de quatro apoios:
>
> - apoiar-se no chão sobre os joelhos e as mãos;
> - coxas perpendiculares ao chão;
> - braços perpendiculares ao chão;
> - dedos voltados para frente;
> - pés apoiados no chão pela sua face dorsal.
>
> Na posição "de engatinhar" a coluna vertebral é mobilizada mais facilmente; os movimentos são de maior amplitude, mais favoráveis portanto à conscientização. Não definir posição arbitrária do eixo corporal, deixar que a criança encontre sua posição de equilíbrio.
>
> b) Cavar e arredondar as costas: a criança deve "sentir" estas duas posições extremas várias vezes e depois voltar à "sua" posição de equilíbrio.
> Passagem de lordose dorsal à cifose dorsal. O máximo de mobilidade situa-se entre D8-D10.
>
> c) Atenção concentrada na cabeça
> Erguer a cabeça, deixá-la pender.
> Conscientização do relaxamento dos músculos da nuca.

Em mais um momento, notamos a similitude entre o exercício psicocinético e a pose yôguica: trabalho corporal semelhante, com consciência, em busca do autoconhecimento e da relação harmoniosa do sujeito consigo mesmo e com o mundo: "O ajustamento adequado ao mundo passa pelo estabelecimento de boas relações com seu corpo." (Le Boulch, 1987, p.26)

Interpretamos que nos asanas, há também o trabalho de construção da lateralidade e do espaço-tempo, pois os conceitos ao lado, à frente, atrás e direita/esquerda são exigidos todo tempo. Analisemos a pose abaixo:

> *Ashwa Sanchalasana* (posição equestre)
>
> Mantenha as palmas das mãos ou as pontas dos dedos das mãos no solo **ao lado** dos pés. Inspire profundamente alongando lentamente a perna **direita para trás** o máximo possível flexionando **a perna esquerda**. Os dedos do pé **esquerdo** e joelho tocam o solo. Curve a coluna e olhe **para cima**. A coluna dorsal é novamente curvada e o queixo deve ser **elevado** o mais alto possível. (Saraswati, s.d, p.188) – Grifos nossos

Para tal postura, o educador orienta, no início, as crianças para posicionarem-se na parte da frente do seu tapete de prática, que será o instrumento de materialização da posição da criança.

Como um dos exercícios de orientação espacial, Le Boulch (1987, p.227) apresenta uma prática bastante semelhante:

1 – Orientação do espaço em relação à criança

a) Cada criança fica posicionada num aro que materializa sua posição

- a princípio, toda a classe está voltada para o professor.

Deslocar-se para frente,
para trás,
para a direita,
para a esquerda

A partir da orientação de seu próprio corpo, a criança projeta no espaço as noções: de frente, de trás, de direita, de esquerda.

O professor muda de posição sem parar de dar as ordens. A criança vai constatar que pode continuar a respeitar convenientemente as ordens a partir de suas próprias referências.

Se observarmos com atenção o asana *Baddha Konasana* (postura da pequena Borboleta ou do Sapateiro) vamos constatar outros elementos da Psicocinética.

Sente-se direito, com os joelhos fletidos e abertos para os lados. A coluna está alongada. As plantas dos pés tocam-se e os calcanhares são puxados para junto do corpo. Mantenha os joelhos horizontais e empurrados contra o chão. Segure os pés ou calcanhares com as mãos, puxando-os mais para si. Mantenha o peito e os ombros abertos.

Preparação: oscilar os joelhos para cima e para baixo.

Esta postura prepara as ancas e a parte inferior das coxas para conseguir manter a postura da Borboleta com maior facilidade. (Belling, Noa, 2002, p.69)

O asana da pequena Borboleta, principalmente quando executado de forma dinâmica (descrita por Belling como preparatória) exige uma sequência (há passos adequados para sua execução), assim como simultaneidade (segurar os pés enquanto se movimentam os joelhos para cima e para baixo). É comum, durante o movimento ascendente e descendente dos joelhos, o educador orientar para que o movimento adquira velocidades diferentes: mais devagar, mais rápido, cessar o movimento, recomeçar etc. A criança, nesse momento está vivenciando o ritmo, que também aparece nos mantras, outro elemento do Yoga, que será discorrido posteriormente.

Durante os asanas, é frequente a criança questionar a causa de não ter alcançado, com determinada parte do corpo (ajustamento controlado), o modelo dado pelo corpo do educador. Nesse momento, se a inadequação for de postura ou de movimento, o educador reflete com a criança sobre o processo, isto é, o que levou a tal resultado (relação temporal de causa e efeito). Se a inadequação for de inflexibilidade ou outra incapacidade qualquer, o educador deve lembrar à criança a sua individualidade, o fato de ser um ser (substantivo) único, sem igual e reforçar que cada indivíduo tem seus limites e potencialidades. Deve lembrá-la também que no Yoga não há competitividade.

### 2.1.3 Pranayamas

A tradução literal de *pranayama* é domínio do prana, energia vital que atua no sistema nervoso, move músculos e ativa as funções cerebrais e mentais.

*Pranayamas* são exercícios respiratórios. Segundo Sri Swami Sivananda (in Sumar, 1994, p.55)

> O *Pranayama* é uma ciência exata. Prana é a soma total das energias manifestadas no Universo. É a totalidade das forças que atuam na natureza e de todas as forças e poderes latentes ocultos no homem. O calor, a luz, a eletricidade, o magnetismo são manifestações do prana.

Como para o yogi a respiração é fonte de alimentação celular e manutenção da oxigenação perfeita e da boa saúde, ela é o meio pelo qual ele atinge o domínio pleno da mente na busca pela iluminação:

> *Pranayama*, ou práticas de respiração, são importantes não somente para suprir oxigênio fresco e fortalecer os pulmões, mas também porque essas técnicas têm um efeito direto no cérebro e nas emoções. A estabilidade emocional adquirida através do *pranayama* libera a energia mental criativa de uma maneira construtiva e a criança desenvolve mais consciência de si mesma. (Satyananda et all., sd, p.2).

Para Satyananda (op. cit.,p.18), *Pranayama* deveria ter estado de ciência:

> Yoga não é um sistema que deveria ser considerado como inferior ao campo de investigação científica.
>
> As atividades no cérebro durante a prática de Pranayama devem ser apropriadamente embasadas. O Hatha Yoga

> fala sobre Ida e Pingala Nadis, os canais frio e quente. Ele expõe claramente que estes dois canais são fisiológicos por natureza. Eles não são abstratos ou simbólicos, eles são reais. Esses dois importantes canais existem na estrutura da coluna vertebral. Um canal controla o cérebro e suas faculdades de consciência e o outro canal controla a força da vida e seu impacto na existência humana. Portanto, esses dois canais deveriam ser regulados adequadamente para assegurar o desenvolvimento equilibrado da criança.

E ainda confirmando a importância dos *Pranayamas*, Satyananda (op.cit. p. 47) cita que as pesquisas em educação efetuadas por Vivian Sherman têm demonstrado a dificuldade causada pela educação do hemisfério esquerdo do cérebro (treinamento puramente intelectual) que impede a união do lado intelectual ao intuitivo. Como meio de unificar o cérebro, meditação, asanas e *Pranayamas* têm sido objeto de estudo entre outros.

São vários os *Pranayamas*. Há divergência entre os autores pesquisados quanto ao ensino deles às crianças. Há autores, como Chanchani e Chanchani (2006, p.162), que definem *Pranayama* como respiração controlada e volitiva, que defendem que os *Pranayamas* não devem ser praticados pelas crianças pois não são adequados à sua natureza. Outros, como Singleton (2004, p.104), propõem apenas alguns deles, considerando-os "formas simples de familiarização com a nossa maneira de respirar". Indica aqueles que ajudam a dar consciência da estabilidade e textura da respiração (se é rápida ou lenta, regular ou irregular), a suavizar e regulá-la. Todos os autores consultados, entretanto, concordam com o não uso da retenção da respiração, quer com os pulmões cheios, quer com os pulmões vazios[30].

Para que a criança prolongue a expiração e tenha oportunidade de perceber o esvaziamento dos pulmões, Singleton (op.cit., p.107) apresenta a respiração do canudinho:

> Respiração do canudinho
>
> Pegue um copo de água ou de suco e coloque nele um canudinho. Sente-se com as costas eretas e inspire profundamente. Em seguida, enquanto você solta o ar, sopre devagar pelo canudinho para produzir bolhas no líquido. Continue fazendo bolhas até esvaziar bem os pulmões e tente mantê-las tanto semelhantes e regulares quanto puder. Quando terminar, tire o canudinho da boca, inspire novamente e repita o exercício mais algumas vezes – mas não exagere, não se esforce demais.

Sônia Sumar[31], apresenta o exercício abaixo, como sugestão para que a criança tenha consciência dos dois instantes da respiração:

- a criança segura um lenço de papel bem fino diante das narinas;

30. Os *Pranayamas* apresentam quatro fases: *Puraka* – a inspiração, a absorção da energia prânica; *Kumbhaka* – a retenção com os pulmões cheios; *Rechaka* – a fase da expiração e *Sunnyaka* – a retenção da respiração com os pulmões vazios. Essas fases são utilizadas dependendo *Pranayama* que se executa.

31. Orientação durante o curso "Yoga For Special Children", São Paulo, agosto/setembro de 2009.

- inspira e o educador pede que ela observe o movimento do lenço, que se aproxima das narinas, sugado pela inspiração do ar;
- ainda com o lenço próximo às narinas, a criança solta o ar e, mais uma vez, o educador pede a atenção ao lenço, que se distancia das narinas, movido pela exalação do ar;
- o educador conversa com a criança sobre a experiência e pode, posteriormente, usar o mesmo exercício para alongar a expiração.

No item Controle da Respiração, Le Boulch (2007, p.87), após recomendar que "é necessário agir com muita cautela a esse respeito e desaconselhamos intervenções intempestivas voltadas para o desempenho do automatismo respiratório", apresenta o exercício abaixo:

> a) Descoberta dos dois tempos da respiração.
> – O ar entra: inspiração.
> – O ar sai: expiração.

A Psicocinética e o Yoga buscam a consciência da criança no ato de inspirar e expirar por práticas muito semelhantes e também têm a mesma preocupação e advertência em relação aos exercícios respiratórios.

Trabalhando com a expiração, Sumar indica o uso do Chu Chu Trem, exercício que pode ser facilitado pela imagem das nuvens de fumaça expelidas pela chaminé de um trem. As nuvens são apresentadas de acordo com a expiração exercitada.

Exercício similar é apresentado pelo autor da Psicocinética, ainda no mesmo item de Controle da Respiração (op.cit., p.88):

g) Início do controle do fôlego.

A criança deve inspirar e soltar o ar:

- de modo contínuo;
- de modo descontínuo;
- variando a intensidade, seja no modo contínuo ou descontínuo.

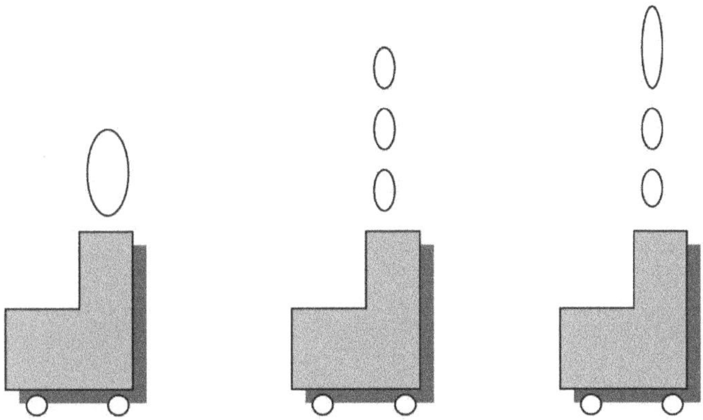

Contínuo Escandido Gradativo

Há outras situações que demonstram que o Yoga muito se assemelha à Psicomotricidade quer nos objetivos quer nos exercícios, quanto ao controle respiratório, porém, consideramos os analisados suficientes aos nossos propósitos.

### 2.1.4 Relaxamento ou Yoganidra

A observação atenta da natureza leva-nos a perceber que o seu ritmo regular é contração/descontração, tensão/distensão. A vida cotidiana contemporânea, entretanto, prioriza os estados de tensão e, com isso, vamos nos esquecendo de descontrair ou, até mesmo, desaprendendo. Há pessoas que nem mesmo durante o sono, conseguem desvencilhar-se de suas ansiedades e preocupações, seus eternos e inconscientes apegos ao mundo fenomênico. Isso acarreta, com o tempo, males físicos e psíquicos.

O Yoga ensina-nos que aprender a descontrair é muito necessário. Partindo do princípio de que toda função emocional provoca, consciente ou inconscientemente, uma tensão muscular, o relaxamento consciente desfaz a tensão muscular e, consequentemente, trabalha também a emocional.

A respiração, de início consciente, é fundamental ao relaxamento. Ela deve ser suave, lenta e profunda, feita sempre pelas narinas e, a cada expiração, o relaxamento deve ser direcionado para uma parte do corpo, indo dos pés à cabeça até que todo o corpo e a mente estejam relaxados. Devemos permanecer nesse estado de quietude e entrega por alguns minutos.

O retorno do relaxamento deve ocorrer lentamente: tomamos novamente consciência da respiração e, aos poucos, em movimentos suaves, acordamos o corpo, parte por parte sem nenhuma pressa. Antes de nos levantarmos, inspirando, esticamos bem o corpo e, expirando, soltamo-lo repentinamente.

Se no relaxamento, tivermos a consciência existencial de nós mesmos, estaremos descobrindo nosso interior no qual encontraremos a verdadeira paz, serenidade e felicidade.

Há vários exercícios lúdicos de relaxamento para crianças, lembrando sempre que as crianças são inquietas e carentes de movimento e por isso o relaxamento não deve ser muito longo. A técnica, porém, é sempre a mesma. Colocar a criança em uma postura confortável[32] para ela (decúbito dorsal, ventral ou lateral); pedir sua atenção, de início, para a respiração; depois, para cada parte do corpo que vai sendo nomeada da seguinte forma: atenção ao pé direito, inspire e contraia-o, expire e relaxe-o; atenção, agora, ao pé esquerdo, inspire e contraia-o e... É o que podemos observar no que descreve Satyananda (et all., s.d, p.105).

> Primeiro seja uma estátua imóvel enquanto eu conto até dez. Dobre seus cotovelos, agora, endireite-os outra vez. Contorça os dedos dos pés, deixe-os imóveis. Eleve sua cabeça, abaixe-a. Mova o globo ocular com os olhos fechados, pare agora. Mova os lábios como se fosse assobiar, depois, relaxe-os.
>
> Nota prática: esta prática ajuda as crianças a localizarem sua consciência em diferentes partes do corpo.

Desse modo, portanto, gradativamente, a criança relaxa todo o corpo nessa experiência de contração/relaxação, percebendo e vivenciando seu tônus muscular.

32. Há crianças que não suportam ficar em *Savasana* dorsal (decúbito dorsal).

Semelhantemente, Le Boulch (1984, p.167) indica:

c) Relaxação estendida no chão

- Depois de um deslocamento, retornar ao seu lugar, ficar imóvel e deitar rapidamente no chão.
  - em decúbito ventral;
  - em decúbito dorsal;
  - em decúbito lateral.
- Levantar rapidamente e logo deitar lentamente, sem fazer ruído.
- Deitado no chão, movimentar todo o corpo e depois imobilizar lentamente.
- Deitado no chão, espichar ao máximo, estendendo os braços e as pernas, distender ao máximo e permanecer alguns instantes em situação de relaxação.
- Escolher a posição melhor para a relaxação.

O exercício descrito a seguir é um exercício clássico de Yoga, que tem como objetivo fazer com que a criança aprenda sobre movimento e parada: O que eu estou fazendo? Quem sou eu? Onde estou?, Satyananda (op. cit., p.119) descreve:

Tornando-se estátuas: exercícios de PARE

*Técnica*

**Estágio 1:** Ande e se movimente por todos os lados à vontade, levando sua atenção para as diferentes partes do corpo, à medida que elas forem sendo nomeadas. Quando escutar PARE, falado em voz alta, então, pare e dirija sua atenção para o que lhe for pedido.

- Sinta as plantas dos pés
- Sinta a ponta do nariz
- Sinta o peito

- Sinta os joelhos, continue se movimentando
- Sinta a mão direita
- Sinta seu umbigo
- PARE! Não movimente olhos, dedos, cabelos, nada.

**Estágio 2:** Movimente-se por todos os lados, agora mais rapidamente. Tome cuidado para não tocar em ninguém.

- Movimente-se de costas (sem tocar em ninguém),
- Movimente-se de lado (sem tocar em ninguém).
- PARE!

Não se pode negar que a prática indicada pelo autor yôguico tem muita semelhança com a indicação de Le Boulch (1984, p.164) em "Controle tônico – Jogo da estátua":

> – As crianças dispõem-se frente à professora. Quando ela se vira, as crianças caminham, no momento em que a professora se coloca novamente na frente delas, elas devem ficar imóveis. Aquelas que se movimentam devem dar três passos para trás.
>
> – As crianças que conseguem chegar junto da professora ganham.

Comparando o jogo da estátua yôguico ao psicocinético, interpretamos que na técnica do Yoga a preocupação com a atenção da criança focada ao que ela está fazendo é mais enfática e que há ainda, nessa prática, o trabalho de percepção espaço-tempo que pode ser intensificado e refinado se o educador introduzir um chocalho para marcar a velocidade e o ritmo dos deslocamentos e incluir outras indicações para a direção deles.

### 2.1.5 Mudras

Mudra, palavra sânscrita que quer dizer selo, estampa, símbolo, é um gesto feito pelas mãos (no contexto tântrico), pés e, às vezes, pelo corpo inteiro (no contexto do Hatha Yoga) e está muito ligado aos asanas.

Há indícios de que os mudras tenham se originado na própria dança indiana da qual fazem parte, expressando a mais alta religiosidade. Bassoli (2008, p.71) explica os mudras:

> O corpo expressa, pelos gestos, as emoções psíquicas, tais como: alegria, tristeza, medo etc.. Portanto, a finalidade é controlar o processo energético do corpo e as funções do sistema nervoso, pela união de terminações nervosas do sistema simpático. [...] Para as crianças, os mudras são indicados para melhorar a coordenação motora e áreas de atenção e concentração.

Os mudras são representações simbólicas de estados interiores, são exercícios de concentração. Os mais conhecidos são os mudras feitos com os dedos das mãos (*hasta mudras*). Os cinco elementos materiais são representados em cada um dos cinco dedos.

O polegar representa o fogo ou o sol, é restaurador e equilibrador, pois nutre a energia dos outros dedos e absorve o excesso de energia.

O dedo indicador está relacionado ao ar e representa a mente e o poder do pensamento. Dá-nos um instinto fiel, aumenta nossa capacidade de reflexão e inspiração.

O dedo médio, o mais longo de todos, relaciona-se ao éter, é o dedo do céu. Quando erguemos nossas mãos esticadas para o céu, ele é o pico da montanha do nosso ser. Seu raio de ação vai desde nossos atos terrenos até a espiritualidade.

O dedo anelar, ligado ao elemento terra, dá-nos poder de afirmação, de posicionamento na vida, paciência, serenidade e esperança.

O dedo mínimo, relaciona-se ao elemento água, é o dedo da comunicação e do emocional.

A seguir apresentamos os toques dos dedos e sua representação e efeito.

| DEDOS | REPRESENTA | EFEITO |
|---|---|---|
| Polegar e indicador | Nascimento | Conhecimento |
| Polegar e médio | Vida | Paciência e Sabedoria |
| Polegar e anelar | Morte / Transformação | Vitalidade e Energia |
| Polegar e mínimo | Renascimento | Comunicação |

Vamos conhecer, agora, alguns mudras e sua descrição para termos uma noção desses gestos e do que eles representam.

*Namaskar* ou *Pronan Mudra* (gesto da sudação): junte as palmas das mãos bem em frente ao coração (*anahata*), com os dedos apontados para cima e os cotovelos abertos. Quando é feito no nível da testa (*ajna*), serve para dar boas vindas às divindades e denomina-se *Anjali Mudra* (selo da veneração).

*Jnana Mudra* (gesto da sabedoria): junte o polegar e o indicador, como num círculo e mantenha os outros dedos esticados e voltados para cima. Quando as mãos estiverem apontadas para baixo, será *Chin Mudra*.

*Padma Mudra* (gesto de lótus): junte os pulsos e faça com os dedos as pétalas da flor de lótus. As pontas dos dedos não se tocam. Representa a flor de lótus, o símbolo da harmonia cósmica, da sublimação da energia densa em sutil.

*Garuda Mudra* (gesto da águia): com as palmas das mãos voltadas para dentro em direção ao cardíaco (*anáhata*), toque os polegares que formam o bico da ave enquanto os outros dedos formam suas asas. *Garuda* é o veículo de Vishnu e Lakshmí, representa o fogo dos raios do sol, é o senhor da palavra alada e símbolo de coragem, força e clarividência.

A princípio pode se considerar que os mudras não tem correspondentes na Psicocinética, mas, em uma análise mais detalhada, percebe-se o trabalho de coordenação motora fina. Em *Jnana Mudra*, por exemplo, em que os dedos polegar e indicador se juntam, há grande semelhança com os exercícios de "tomada de consciência mais fina a nível das mãos e dos dedos":

Exercícios de Independência dos Dedos

– Movimento de oposição dos dedos: com cada um dos outros dedos tocar sucessivamente a polpa do polegar.

Orelhas de coelho:

- estender o indicador e o médio, mantendo-os colados;
- colocar a extremidade do anular e do mínimo sobre a extremidade do polegar;
- a partir dessa posição, separar o indicador do médio.

Esquilo:

- a partir da mesma posição anterior, abaixar o indicador, o médio permanece estendido.

Patas de mosca:

- a partir da mesma posição, colocar o médio em cima do indicador. (Le Boulch, 1982, p.173)

O Hatha Yoga, portanto, por meio dos mudras faz o trabalho indicado pela Psicocinética referente à coordenação motora fina.

## 2.1.6 Kriyas

*Kriya* tem como definição "ação". Porém no Hatha Yoga significa técnica de purificação. São seis os *Kriyas* de purificação das mucosas catalogadas pelo Yoga antigo: *Dhauti* (limpeza do canal alimentar do estômago); *Basti* (limpeza dos intestinos; *Neti* (limpeza das mucosas nasais); *Nauli* (massagens abdominais); *Trataka* (limpeza do olhos e concentração) e *Kapalabhati* (limpeza dos pulmões e condutos respiratórios).

Com crianças, optamos por trabalhar apenas com *Trataka* e porque também no Ocidente, não se usam todos os *Kriyas*, já que não fazem parte de nossa cultura. Por esse motivo não nos alongaremos nesse assunto, a não ser para discorrer sobre *Trataka*.

*Trataka* são exercícios de limpeza dos olhos e de concentração. Os olhos fixam-se em diversos pontos do corpo ou objetos. Objetivam, como já dissemos, melhorar a visão e desenvolver a concentração por proporcionar maior fluxo sanguíneo e purificação dos olhos. Não devem ser praticados com o uso de lentes de contacto ou óculos.

Em todos os *Tratakas*, os olhos não devem ser exageradamente forçados. Os *Tratakas* devem ser feitos em postura de meditação, com a coluna sempre ereta, e a sugestão, a consciência e a sensação devem voltar-se para o ponto de fixação ou contemplação dos olhos.

São cinco os exercícios de *Trataka*:

- De fixação central – fixar os olhos no ponto entre as sobrancelhas por cinco minutos.

Efeitos: estimulação dos nervos da estrutura visual, melhoria da sonolência e da concentração;

- De fixação na ponta do nariz – fixar os olhos na ponta do nariz por cinco minutos.
Efeitos: maior fluxo sanguíneo e limpeza profunda dos olhos e canais lacrimais.
- De contemplação dos ombros: manter a cabeça imóvel e olhar para um dos ombros por 1 minuto. Voltar os olhos para o centro, relaxar com os olhos fechados. Repetir o exercício para o outro lado.
Efeitos: ativação da concentração.
- De contemplação do polegar – esticar, à frente, um dos braços bem na linha dos ombros e, com a mão fechada, voltar para cima o polegar, olhar fixamente para a ponta dele, movê-lo para cima, para baixo, para um lado e para outro, desenhar um oito acompanhando-o apenas com os olhos. A cabeça deve ficar imóvel.
Efeitos: ativação da concentração, da circulação e tonificação da região ocular.
- De contemplação da chama da vela, do incenso ou, como adaptação, de outro objeto qualquer – colocar uma vela acesa, incenso ou outro objeto a uma certa distância dos olhos. Fixar o olhar até que os olhos estejam cansados ou lacrimejem. Relaxar com os olhos fechados por um instante e recomeçar até atingir cinco minutos de exercício.
Efeitos: os mesmos do *Trataka* anterior.

Contraindicação de todos os *Tratakas*: pessoas que sofreram cirurgias oculares.

Os *Tratakas* remetem-nos a alguns conteúdos da Psicocinética. A concentração é a habilidade mais exercitada. Na contemplação do polegar, além do exercício de coordenação viso-manual, se o educador não definir se o da mão esquerda ou o da direita (crianças com menos de seis anos), trabalhará também a lateralidade dos membros superiores.

Satyananda (sd, pp.183-184) instrui assim o exercício com os olhos:

> Exercício 4: Rotações com os olhos
>
> Mantenha a mesma posição anterior (posição sentada com as pernas esticadas, coluna ereta), mas coloque a mão esquerda no joelho esquerdo e mantenha o punho direito sobre a perna direita.
>
> O polegar direito deverá apontar para cima e o braço direito deve manter-se ereto. Lentamente, faça um movimento circular amplo com o braço direito, movendo-o primeiro à direita, então, acima, descendo para a esquerda e voltando à posição inicial. Durante a execução dos movimentos, mantenha os olhos fixos no polegar sem mover a cabeça.
>
> Execute o exercício 5 (cinco) vezes no sentido horário e 5 (cinco) vezes no sentido anti-horário. Finalmente, feche e descanse os olhos. Repita com o polegar esquerdo.

Observa-se também nesse exercício o movimento de independência do braço-tronco, atividade, segundo Le Boulch (1985, p.159) "importante na preparação das atividades gráficas". Lembramos que o conceito direita-esquerda, segundo Le Boulch, só deve ser introduzido nos exercícios após a criança ter descoberto a sua lateralidade. É em situações como essa que interpretamos que o educador yôguico precisa tomar empréstimos da teoria psicomotora.

## 2.1.7 Mantras

A tradição ensina que os Mantras nos foram deixados pelos rishis, homens sagrados de épocas passadas que, por sua vez, aprenderam-nos do plano etéreo. Os Mantras foram criados a partir de vibrações sutis de vários gritos uníssonos de desespero no decorrer de séculos e são a essência e a resposta a esses gritos.

Os sábios indianos têm estudado os efeitos da vibração do som há séculos e conhecem seus efeitos terapêuticos.

Som, vibração e imagem têm uma estrita relação. O Velho Testamento fala desse poder quando cita o episódio da derrubada das muralhas de Jericó através do som de trombetas.

O termo indiano para a melodia ou nota que atinge o coração é *raga* ou *ragini*, que significa literalmente amor ou paixão. O *raga* de um Mantra é quase sempre monofônico. Para os yogis, a influência do som é muito maior do que se imagina e a música não é apenas um sistema ordenado de sons, mas um poder que gera efeitos em quem a ouve.

O Mantra Yoga é parte do Nada Yoga, o Yoga do som, e é usado pelos yogis para entrar em sintonia com a harmonia do universo.

Um Mantra é a combinação de sílabas sagradas que forma um núcleo de energia espiritual que, tal qual um ímã, atrai vibrações do espírito. De acordo com as tradições hindus, *Parma Akaska*, ou éter primordial, é a morada original do Mantra. Os Mantras existiam no *Parma Akaska* e eram diariamente notados pelos rishis que os traduziam para padrões audíveis de palavras, ritmo e melodia.

Mantra não é oração, é uma combinação precisa de palavras e sons. Em sânscrito, Mantra significa "o pensamento que libera e protege". É, portanto, o acúmulo de poder que é ativado por quem o pratica e, através dele, torna-se consciente do *Self* e chega a enxergar e compreender o *Self Superior*, uma volta, então, à pura Essência. O devoto torna-se gradativamente um centro de vibração espiritual que se liga a outro muito mais poderoso. Essa energia pode beneficiar quem a ativa ou outra pessoa.

Para crianças, são usados pequenos mantras cantados, os *kirtans*, "método de usar o som para focar a atenção e desenvolver a percepção auricular, bem como expressar as emoções". (Satyananda et all, sd.)

A seguir, um exemplo de *kirtan* e sua exploração prática sugerida pela pesquisadora em Yoga para Crianças Especiais:

> *Hare Om*
> (Em *Hare*, bater as palmas das mãos nas coxas e em *Om*, bater palmas, no ritmo do canto)
>
> *Hare Om*
> *Hare Hare Om*
> *Hare Om*
> *Hare Om*
> *Hare Hare Om*
>
> Começar a cantar em ritmo lento, ir aumentando o ritmo gradativamente e, depois, fazer o inverso, do rápido ao lento. (Sumar; 2009, informação verbal)

Nessa atividade yôguica, são trabalhados os seguintes conteúdos da Psicocinética: percepção espaço-temporal, coordenação motora e ritmo. Se o educador for instruindo oralmente a parte do corpo a ser batida com as mãos, trabalha-se também o esquema corporal por meio da verbalização.

Semelhante exercício é encontrado em De Meur e Staes (1984, p. 210).

Ritmo – ajustamento ao tempo

*Percepção temporal*

***Atirei o Pau no Gato***

Duas crianças, Marcos e Natália, ficam frente a frente e batem:

1. As duas mãos nas coxas.
2. As mãos uma contra a outra.

3-4. A mão direita de Marcos contra a mão direita de Natália.

5. As mãos nas coxas.
6. As mãos uma contra a outra.

7-8. A mão esquerda de Marcos contra a mão esquerda de Natália.

9. As mãos nas coxas.
10. As mãos uma contra a outra.

11-12. Sem cruzar, as duas mãos de Marcos contra as duas mãos de Natália.

Retomam-se as batidas de mão na mesma ordem para a continuação da canção.

As práticas yôguicas e suas intenções mostram-se bem próximas às da Psicocinética, proximidade que tem origem, segundo nossa interpretação, na visão que abraçam sobre corpo e mente – um todo homogêneo e interdependente – e no método de trabalho com esse "corpo próprio" que exclui o mecânico, o repetitivo que busca a excelência do rendimento do corpo em detrimento da personalidade que se expressa pelo corpo, esperando prazer ou satisfação. Nossos estudos levaram-nos a considerar que os elementos essenciais da Psicocinética têm correspondência no Hatha Yoga, são integrantes dos *asanas*, *pranayamas*, *mudras*, *tratakas*, Yoga Nidra e exercícios de concentração que recebem, para a prática infantil, um tratamento lúdico, de brincadeira, o que permite às crianças, além do exercício da imaginação criativa, a busca do equilíbrio entre seu mundo interior e o mundo exterior.

# Considerações finais

Ao longo de nossos estudos constatamos que tanto a Psicocinética – "forma de uma educação psicomotora quando ela é aplicada na idade pré-escolar e na escola elementar" (Le Boulch, 1985, p.27) – quanto o Hatha Yoga – a arte e a ciência de viver humano relacionadas à evolução da mente e do corpo (Satyananda, sd) – constituem-se uma forma de educação integral pelo corpo. Corpo considerado não de menor valor ou apenas como suporte da mente, mas como unidade, como "totalidade primordial" (Le Boulch, 1987a, p.14).

Analisando os objetivos da Psicocinética e do Hatha Yoga, interpretamos que, excluindo os aspectos yôguicos da transcendência, como já dissemos, eles muito se aproximam, já que ambos buscam o desenvolvimento saudável do ser humano frente às necessidades funcionais – modo de reagir ou de modificar-se frente aos estímulos do meio – e às relacionais – relações inter e intrapessoal e com o ambiente físico –, acreditando que o desenvolvimento funcional e o relacional interpenetram-se: "se a qualidade da relação humana incide diretamente no desenvolvimento funcional a recíproca é verdadeira" (Le Boulch, 1984, p.27)

Unem-se também na oposição à concepção do movimento como apenas mecânico e com fins de rendimento, fator que levou Le Boulch a se opor à Educação Física da época e que distingue o Yoga de outras atividades físicas, principalmente as de academia. Trabalham, portanto, com a percepção do corpo próprio para o desenvolvimento humano integral, fator norteador de toda a técnica aplicada por um e outro.

Contra a mecanização do movimento, a Psicocinética recorre à interiorização, essa forma de consciência de aspecto dinâmico e reflexivo, centrada no próprio corpo. O Yoga, por sua vez, busca o ser (verbo) consciente, o ser (verbo) atento, o viver em plenitude o momento presente, a concentração, embora a concentração (*dharana*) não se refira somente à atenção ao próprio corpo, mas a toda e qualquer ação ou objeto, pois tem como meta inibir as flutuações da mente.

Na prática, as aproximações entre os exercícios psicocinéticos e yôguicos e suas finalidades que não se esgotam nos exemplificados em nossa apresentação, são facilmente detectadas até mesmo pelos temas que abordam: conhecimento das principais articulações (Psicocinética) e asanas antirreumáticos (Yoga); exercícios de independência dos dedos e movimentos de mãos (Psicocinética) e mudras (Yoga); a marcha do coelho, a marcha da rã (Psicocinética) e *Mandukasana* – postura do Sapo e do Coelho saltitantes (Yoga)...

Acreditando no pressuposto que a educação psicomotora deve ser considerada como uma educação de base na Escola Primária e que ela condiciona todos os aprendizados pré-escolares e escolares além de prevenir inadaptações (Le Boulch, 1985, pp.24-25), e acreditando, ainda, que confirmamos que os elementos essenciais da Psicocinética estão presentes e explorados no Hatha Yoga, interpretamos que o Hatha Yoga infantil caracteriza-se como Educação Psicomotora e, como tal, constitui-se um caminho alternativo para a (re)educação de crianças pré-escolares. Indicamos, portanto, sua inserção no currículo da Educação Infantil, no eixo Conhecimento de Mundo, com o conteúdo "construção do movimento como objeto de conhecimento" ("Referencial curricular para a Educação Infantil". Ministério da Educação e dos Desportos, Secretaria da Educação Fundamental. Brasília: MEC/SEF, 1998, p.7).

Como reeducação, isto é, como resgate de habilidades não construídas ou carentes de refinamento, indicamos o Hatha Yoga como componente de atividades extracurriculares para os primeiros anos do Ensino Fundamental. Ressaltamos, porém, que quer na Educação Infantil quer nos primeiros anos do Ensino Fundamental, tanto a Psicocinética quanto o Hatha Yoga só terão validade se fizerem parte de projeto político pedagógico de instituições de ensino comprometidas em praticar o que teorizam e que acreditem, realmente, na educação pelo corpo, no corpo como "totalidade primordial", como afirma Le Boulch, e no lúdico, não como um passar o tempo, mas como possibilidade de a criança adquirir confiança em si mesma e melhor conhecimento de suas possibilidades e limites. Caso contrário, a inclusão escolar do Yoga, assim como a da Psicocinética, será apenas uma questão de modismo sem nenhuma outra finalidade.

# Referências bibliográficas


ALMEIDA, Geraldo Peçanha de. *Teoria e Prática da Psicomotricidade: jogos, atividades lúdicas, expressão corporal e brincadeiras infantis*. 4.ed. Rio de Janeiro: Wak, 2008.

ALVES, Fátima. *Psicomotricidade: corpo, ação, emoção*. Rio de Janeiro: Wak, 2008.

ANDRADE, Rosamaria C. (org) *Ética, Religiosidade e Cidadania: subsídios psicopedagógicos para professores*. Belo Horizonte, MG: Ed. Lê, 1997.

BASSOLI, Rosângela Maria. *Yoga: um caminho de luz*. 3.ed. Campinas, SP: Editora Átomo, 2006.

______. *Yoga Para Crianças*. Campinas, SP: Editora Átomo, 2008.

BELLING, Noan. *Manual Completo de Yoga*. Lisboa: Editorial Estampa Lda., 2002.

CHANCHANI, Rajiv e CHANCHANI, Swati. *Ioga Para Crianças: um guia completo e ilustrado de Ioga incluindo manual para Pais e Professores*. São Paulo: Madras, 2006.

COSTA, Auredite Cardoso. *Psicopedagogia & Psicomotricidade: pontos de intersecção nas dificuldades de aprendizagem*. Petrópolis, RJ: Vozes, 2001.

DE MEUR, A. e STAES, L. *Psicomotricidade: educação e reeducação*. São Paulo: Manole, 1984.

FEUERSTEIN, George. *A tradição do Yoga: história, literatura, filosofia e prática*. S. Paulo: Pensamento-Cultrix, 2005.

FONSECA, Vitor da. *Desenvolvimento Psicomotor e Aprendizagem* (Cap. III – A Criança é o Seu Corpo: introdução à obra de Ajuriaguerra). Porto Alegre: Artes Médicas, 2008.

HERMÓGENES. *Autoperfeição com Hatha Yoga*. Rio de Janeiro: Record, s/d.

KISHIMOTO, T. M. *Jogo, Brinquedo, Brincadeira e a Educação*. São Paulo: Cortez, 1997.

LE BOULCH, Jean. *O Desenvolvimento Psicomotor: do nascimento aos 6 anos*. Porto Alegre: Artes Médicas, 1982.

______. *Rumo a uma Ciência do Desenvolvimento Humano*. Porto Alegre: Artes Médicas, 1987a.

______. *Educação Psicomotora: Psicocinética na idade escolar*. Porto Alegre: Artes Médicas, 1987b.

OLIVEIRA, Gislene de Campos. *Psicomotricidade: educação e reeducação num enfoque psicopedagógico*. Petrópolis, RJ: Vozes, 1997.

PACKER, Maria L. Garcia. *A Senda do Yoga: filosofia, prática e terapêutica*. Brasília: Editora Teosófica, 2008.

SATYANANDA Saraswati, Swami. *Yoga e Educação para Crianças*. Belo Horizonte: Satyananda Yoga Center, s/d.

SINGLETON, Mark. *Yoga Para Você e seus Filhos: um guia passo a passo para a prática prazerosa de Yoga com crianças de todas as idades*. São Paulo: Gente, 2004.

SUMAR, Sônia Sivakami. *Yoga Para a Criança Especial*. 4.ed. São Paulo: Ground, 1994.

## Leia da Editora Ground

**BRINCANDO COM O YOGA**
*Elisabetta Furlan*

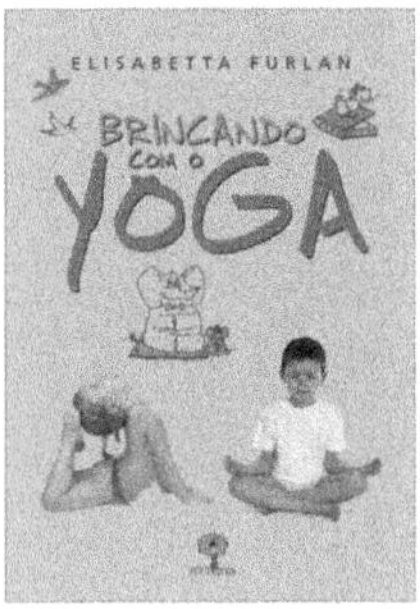


Neste livro, as técnicas do Yoga são apresentadas à criança de forma agradável e divertida, por meio de ilustrações repletas de senso de humor. O método pode ser usado por crianças de 3 a 10 anos.

Acompanha um pôster colorido com todas as posturas.

**YOGA PARA CRIANÇAS**
*Heike Brand*

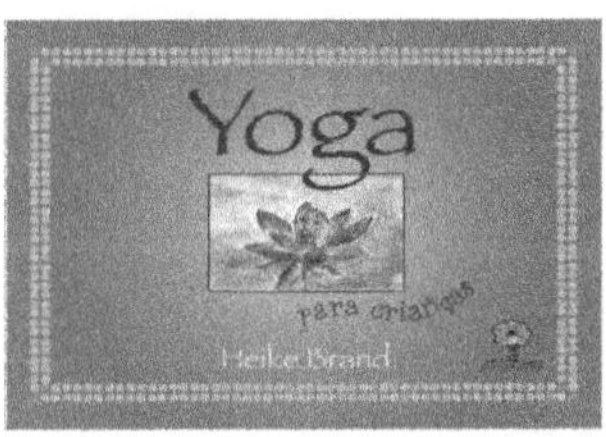


De maneira agradável e lúdica, este livro traz os fundamentos do Yoga voltados para o pequeno público, apresentando as técnicas em meio a um campo fértil e criativo. Também oferece apoio pedagógico para os Instrutores e estimula a reflexão do ponto de vista filosófico na aplicação das técnicas do Yoga.

**GINÁSTICA DOCE e YOGA PARA CRIANÇAS**
*Claude Cabrol* e *Paul Raymond*

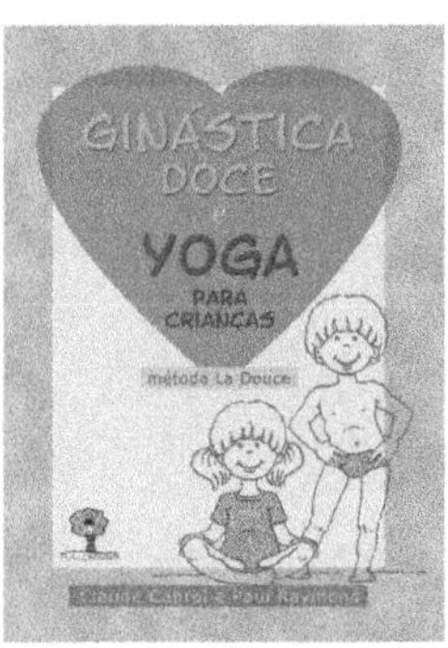


Programa completo de Ginástica Doce e Yoga para crianças. Os exercícios sugeridos, especialmente elaborados para crianças de 3 a 9 anos, ajudam a criança a ganhar consciência do seu próprio corpo e de suas possibilidades. O método se dirige tanto aos pais quanto aos professores. Alguns minutos são suficientes para estimular ou acalmar as crianças.